胃酸胃痛老胃病
这样吃就对了

生活新实用编辑部　编著

U0325372

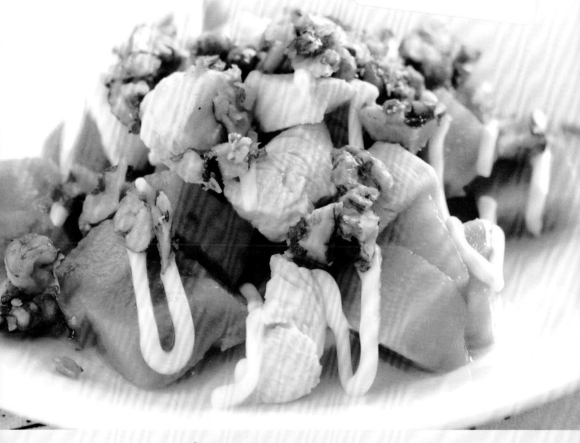

江苏凤凰科学技术出版社·南京

图书在版编目（CIP）数据

胃酸胃痛老胃病这样吃就对了 / 生活新实用编辑部编著.— 南京：江苏凤凰科学技术出版社，2024.2

（含章.食在好健康系列）

ISBN 978-7-5713-3727-8

Ⅰ.①胃… Ⅱ.①生… Ⅲ.①胃疾病－食物疗法 Ⅳ.①R247.1

中国国家版本馆CIP数据核字（2023）第162331号

含章·食在好健康系列

胃酸胃痛老胃病这样吃就对了

编　　　著	生活新实用编辑部
责 任 编 辑	汤景清
责 任 校 对	仲　敏
责 任 监 制	方　晨

出 版 发 行	江苏凤凰科学技术出版社
出版社地址	南京市湖南路 1 号 A 楼，邮编：210009
出版社网址	http://www.pspress.cn
印　　　刷	天津丰富彩艺印刷有限公司

开　　　本	718 mm × 1 000 mm　1/16
印　　　张	15.5
插　　　页	4
字　　　数	304 000
版　　　次	2024年2月第1版
印　　　次	2024年2月第1次印刷

标 准 书 号	ISBN 978-7-5713-3727-8
定　　　价	56.00元

调理胃病，拥有健康人生

因为饮食习惯、生活方式的改变，胃炎、胃溃疡等胃病已成为现代人的常见疾病。由于胃病刚发作时，是可以忍耐的小病痛，许多人选择视而不见、压抑，忽视其严重性。在放任不管或随意服用胃药的情况下，症状往往变得越来越严重，有时还会导致胃穿孔、胃癌、腹膜炎等病症，或者引起细菌感染，或者造成整个器官的割除，甚至丧失宝贵的生命。

护胃——良好饮食习惯＋规律生活

1982年，澳大利亚医师从胃黏膜培养出幽门螺杆菌后，胃病会经由细菌传染这个观念开始确立。经研究证实，70%以上的胃溃疡患者、90%以上的十二指肠溃疡患者，以及近90%的胃癌、残胃淋巴瘤患者的胃里，都存在着幽门螺杆菌。

感染幽门螺杆菌，就是罹患胃病吗？答案是否定的，胃病的发生，和饮食习惯、精神状态、日常生活作息密切相关。

长期处于紧张、压力情绪之下，三餐不定时、不定量，容易导致胃功能失调、消化不良。胃功能和胃液分泌一旦无法取得平衡，时间一久，就会使胃黏膜的保护功能下降，胃病发生率就会大幅提高。

想要调理胃病，除了保持情绪稳定、作息规律，最关键的还是饮食。

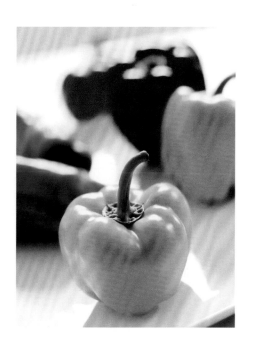

吃对食物，远离胃病

很多食物胃病患者都不能吃？这是许多人心中共同的疑惑，而怎么吃也是每位患者最常询问且最应该重视的问题。其实只要充分运用饮食调理，胃病患者不但能够正常饮食，还能避免胃病恶化。拥有健康的胃，身体就能产生足够的能量，能更有精力面对忙碌的生活和工作，创造幸福人生。

但是胃病种类繁多，每一种胃病适合吃的食物都有所不同，例如，胃酸过多的胃病患者，不宜食用香辛料，以免刺激胃液分泌；胃酸过少的胃病患者，可以适量食用香辛料以提振食欲，缓解胃口不佳的问题。

胃酸过少者，如果没有伴随消化性溃疡，为增加胃液分泌，可视情况适量饮酒；但胃酸过多的患者，为避免刺激胃黏膜，则不宜饮酒。

因此，胃病患者必须先确认自己的病况，才能进一步拟订饮食计划。

捍"胃"＝正确吃＋调养胃

本书提供的200多道美味食谱，均清楚地介绍了调理胃病的功效。菜品中所有的食材搭配，都经过专家精挑细选，并配合适当的烹调方式。

此外，本书还介绍了许多中西医治疗、调养胃病的相关知识，在日常生活中就能时时护胃健胃，减少因胃病引发的全身性病变，进而拥有一个健康的身体。

目　录

引　言　常见胃病知识问答

第三章　中医调理，根治胃病

* 备注：

1 杯（固体）≈250 克　　1 杯（液体）≈250 毫升

1 大匙（固体）≈15 克　　1 大匙（液体）≈15 毫升

1 小匙（固体）≈5 克　　1 小匙（液体）≈5 毫升

6种常见胃病对症食疗法

❤ 急性胃炎

不适症状

- 腹痛
- 腹泻、出现黑便
- 恶心、呕吐、呕血
- 发热、盗汗

饮食宜忌

- 愈后先禁食1~2天，让胃休息，但可喝米汤、水，好转后再吃流质食物
- 三餐定时定量，不要暴饮暴食
- 少食多餐，并细嚼慢咽
- 多吃低纤、清淡且容易消化的食物，不吃油炸、高脂肪食品
- 不可过量饮酒

治疗方式

- 可通过饮食和药物治疗，休养恢复
- 少数有严重出血者宜送医院抢救

❤ 慢性胃炎

不适症状

- 上腹部隐隐作痛
- 胃部出现灼热感
- 恶心想吐，尤其是早晨刷牙时
- 打嗝

饮食宜忌

- 不可空腹过长时间，不吃刺激性食物，不喝饮料、冰品、浓茶、咖啡
- 少喝酒，避免刺激胃黏膜
- 放慢进食速度，饮食不可过量
- 用餐时保持愉快的心情

治疗方式

- 发炎期间宜少食多餐、饮食清淡
- 多吃有益食物（可参考本书食谱）
- 遵医嘱服用制酸剂以缓和不适

❤ 胃息肉和胃癌

不适症状

- 常感觉脘腹胀满、消化不良
- 食欲不佳，伴随体重减轻
- 上腹部不适或疼痛
- 排黑色血便或如柏油般排泄物
- 恶心、疲倦

饮食宜忌

- 忌吃腌制、烧烤、盐渍类食物
- 戒酒
- 放慢进食速度
- 饮食要定时定量，不可空腹过长时间后再饱餐一顿

治疗方式

- 手术切除

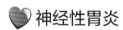 消化性溃疡
（胃溃疡、十二指肠溃疡）

不适症状

- 腹痛（胃溃疡患者在饭后半小时，或者凌晨2～3点，从上腹部左侧或肚脐上方，出现间断性刺痛、灼热疼痛；十二指肠溃疡患者在空腹、胃酸过多时亦会腹痛，痛点较偏向胃下方的幽门部位）
- 打嗝、反酸、恶心、呕吐
- 胀气
- 胃灼热
- 贫血
- 胃溃疡患者可能会吐血
- 体重减轻

饮食宜忌

- 多喝卷心菜汁，可改善溃疡症状
- 戒吃刺激、油腻、高脂肪食物和甜食
- 戒酒
- 多补充富含铁的食物
- 注意食物是否新鲜，烹调要卫生，避免幽门螺杆菌感染

治疗方式

- 放松心情
- 注意不同季节的饮食宜忌
- 尽量少吃止痛剂、消炎药
- 禁烟

神经性胃炎

不适症状

- 胃有灼热感、腹胀
- 胃抽痛

- 打嗝、胀气、吐酸水
- 恶心想吐，但不见得能吐出东西

饮食宜忌

- 不过度依赖提神饮料
- 避免食用太油腻、刺激性强的食物
- 适时吃些微甜食物放松情绪

治疗方式

- 多吃解压食物，放松心情
- 避免熬夜，饭后不要立即工作
- 睡眠充足
- 至少进行一种持续性运动以缓解压力
- 找到属于自己的减压方法

胃切除

不适症状

- 腹泻、虚弱
- 贫血、晕眩
- 腹痛
- 心悸、盗汗

饮食宜忌

- 少食多餐，食量需减至1/2～2/3
- 由进食软质食物慢慢到固体食物
- 宜吃高蛋白、低糖、低油食物
- 进食中、进食后不宜喝汤
- 禁食酒精、含糖饮料、甜品、冰品

治疗方式

- 常补充维生素B_6、维生素B_{12}
- 吃含铁量高的食物或铁剂
- 定期复诊复检

引言　常见胃病知识问答

我的肚子不舒服，是患上胃病了吗？

了解各种胃病症状，才能在就诊时给医生提供准确的诊疗信息

常常听人说觉得肚子不舒服，但细问不舒服的感受如何，他又无法说清楚。

其实一些内脏疾病发作时，症状和胃病极类似，而胃病的症状复杂，并非只限于肚子痛，其他如胀气、恶心、呕吐等症状，都可能和胃病有关。

以下是常见胃病的主要特征和症状，掌握这些症状，有助于医师更好地掌握患者的病情。

常见胃病的主要症状

病名		症状
急性胃炎		发作快速而剧烈，会出现上腹痛、恶心、呕吐、打嗝、食欲减退等症状
慢性胃炎		初期几乎没有症状，病程长，时好时坏，疼痛感的出现也没有明显的规律性。其中浅表性胃炎几乎没有症状 到萎缩性胃炎阶段，会出现上腹隐痛、腹胀等情况，在进食后症状加重，常伴随食欲不振、消化不良、打嗝等症状
消化性溃疡	胃溃疡	疼痛发生在进食后 0.5~2 小时，位置在上腹部。经常伴随胃灼热、反酸、腹胀、打嗝等症状
	十二指肠溃疡	疼痛发生在进食后2～4小时，位置在上腹部和背部。不适症状和胃溃疡相似
胃息肉		早期症状类似一般胃炎
胃癌		早期多半无症状，如有症状，大多是消化不良、上腹部胀痛
神经性胃炎		其发作和情绪变化关系密切。症状为食欲不振、胃灼热、呕吐等，严重时会有吐血的症状；有时会伴随失眠、心悸、头痛等症状

哪些人容易患胃病？

易紧张、作息紊乱者，是胃病好发人群

长期处于高压状态下的人，罹患慢性胃炎的概率确实较高，因他们长期处于紧张的状态，容易导致自主神经和胃肠功能紊乱。

此外，从事生活作息有别于一般行业的工作者，其生理时钟长期紊乱，也易导致内分泌失调，患上胃病。

三餐不定时定量、饮食习惯不佳的人群也易患胃病。用餐的时间、分量突然改变，容易导致胃肠功能紊乱。

胃功能和胃液分泌一旦失衡，胃黏膜的保护功能逐渐下降，胃炎和胃溃疡发生的概率就会升高。

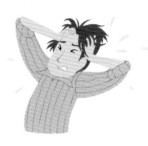

胃不好的人，饮食要注意什么？

胃病的饮食原则，因病症的种类而有差异

胃病患者在日常生活中，应共同注意的事项。

1 摄取足够的营养

胃病患者宜多吃蔬菜，少吃淀粉含量高的食物，不吃刺激性强、生冷的食物。

2 吃易消化的食物，细嚼慢咽

胃病患者不宜吃过硬、难消化的食物。此外，人的唾液中含有消化酶，可促进食物消化、吸收，故胃病患者宜细嚼慢咽，才能充分吸收食物的营养。

3 用餐时间规律，气氛和谐

空腹时间过长，易引发胃溃疡；用餐时间间隔过短，体内累积食物过多，易导致消化不良。所以每餐间隔时间须一致，且宜控制在4~5小时。

此外当精神紧绷时，胃液分泌会减少，长期在紧绷情绪下用餐，也会导致胃病。

4 吃八分饱即可

胃病患者空腹时进食大量食物，会导致胃部负担加重，影响消化。

常见的胃病有哪些？
胃病是和胃部有关疾病的统称

胃病指的是和胃部有关疾病的统称，大致可分为以下六种。

1 急性胃炎

急性胃炎指由多种原因引起的胃黏膜急性炎症。

常见症状：上腹部疼痛、呕吐、食欲减退等；若是食物中毒引起的严重胃炎，会出现高热、吐酸水或吐血的症状。

2 慢性胃炎

慢性胃炎指由多种原因引起的胃黏膜慢性炎症。其病程长，时好时坏，疼痛感出现不规律。可分为两种。

❶ **浅表性胃炎：**限胃黏膜表层发炎，胃功能正常，但胃酸分泌会增加。

❷ **萎缩性胃炎：**因浅表性胃炎反复发作，在胃不断发炎的情况下，导致胃黏膜萎缩，造成胃酸减少，使胃处于无酸或低酸的状态。

3 消化性溃疡

消化性溃疡指胃液腐蚀自身组织，使胃出现深达黏膜下层的伤口。当这种情况发生在胃部时，称为胃溃疡；发生在十二指肠时，称为十二指肠溃疡，两者合称消化性溃疡。

常见症状：上腹部疼痛、腹胀、吐酸水等，严重者甚至有消化道出血、阻塞、穿孔等症状。

4 胃息肉＆胃癌

❶ **胃息肉：**胃黏膜表面长出的新生物，是良性肿瘤，可以通过X线钡剂造影或上消化道内窥镜检查诊断发现。

❷ **胃癌：**无特定的临床症状，常被延误。任何人一旦出现食欲不振、体重减轻、上腹部不适、疲倦等胃癌早期症状，应尽快就医检查。

5 神经性胃炎

神经性胃炎是因神经持续紧张导致的胃炎，在临床上除胃部不适外，还伴随失眠、多梦、心悸等症状。

6 肠上皮化生

肠上皮化生指的是慢性萎缩性胃炎者，因胃酸分泌较少，胃黏膜上皮化生为小肠或大肠型上皮。此问题多出现在老年患者身上。

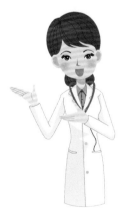

另外，有些人认为自己胃弱。胃弱是种症状的描述，一般为胃下垂和胃弛缓的症状。以下针对这两种病症做概略介绍。

1 胃下垂

胃下垂指胃的位置下降。主因是胃周围的韧带、结缔组织或平滑肌松弛，使胃发生张力不足的状态。

好发人群：产后妇女、工作时需要久站的人。

常见症状：食欲减退、腹胀、打嗝、腹痛等，有时还出现一些精神失调的症状，如头晕、疲劳、失眠、心悸等。

治疗方案：有胃下垂问题的人，应在生活方式和饮食习惯上进行调整，宜少食多餐，多做增加腹肌张力的运动。

2 胃弛缓

胃弛缓指胃的肌肉无力、蠕动减缓、排空能力变弱的症状。当食物停留在胃里的时间变长，就会造成腹胀的感觉，而使食欲渐渐减退，进而在体内形成恶性循环。

发生胃弛缓时，易出现消化不良、胸闷、呕吐、便秘等症状。

治疗方案：胃弛缓通常是以药物治疗为主，但若和胃下垂同时发生，一般以治疗胃下垂为主。

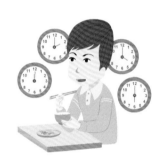

胃下垂患者改善体质法

方法	原因
勿一次食用大量食物	暴饮暴食会加重胃部负担
避免食用不容易消化的产气食物和饮品（如油炸类及根茎类、豆类食物，汽水、啤酒等）	如果体内有胀气无法排出，容易压迫胃，加重胃下垂症状
餐后右侧卧或俯卧约20分钟	让食物能顺利进入十二指肠，缩短胃排空时间，减轻胃部负担
用餐时细嚼慢咽	狼吞虎咽会增加胃部负担
避免长时间站立	站立时间过久，会造成腹肌张力不足，导致胃下垂
有便秘问题者须尽快改善便秘情况	便秘会加重胃下垂病情

胃病会遗传吗？

只要设法除去外在因素，有无遗传体质都可避免患胃病

胃溃疡的确有所谓的"遗传体质"。一项研究指出，近亲中有患胃溃疡的人，其患胃溃疡的概率较高，是近亲中无患胃溃疡者的3倍，这显示胃溃疡的确有可能遗传。

那么，胃溃疡和外界环境的关联性如何？在美国，一项从外界环境探索胃溃疡发病概率的研究显示，工作压力较大的航空管制员，其患胃溃疡的概率，其实跟从事其他行业者患胃溃疡的概率相差无几。

这项研究发现，并非所有同处于高压环境的人，都会罹患胃溃疡。也就是说，非胃溃疡易患体质的人，即使处于高压的环境下，也不一定会患上胃溃疡。

不过这项研究也指出，航空管制员患神经性胃炎的概率的确比一般人高。

也就是说，胃溃疡与人的先天体质关系较大，神经性胃炎则跟生活环境关系较大。

胃癌也有遗传体质？

胃癌和胃溃疡一样，都和遗传因素关系较大，但在此要特别强调的是，胃病的遗传机制非常复杂，我们不能以任何一种单一遗传机制来概括说明。

我们可以说，遗传是指具有易发胃病的体质，有了这种遗传基因，再加上环境因素共同作用，才会导致胃溃疡或胃癌的发生。因此有遗传体质者也不必惊慌，只要在日常生活中多加注意，仍可以避免胃癌或胃溃疡的发生。

胃癌和家族遗传的关系

❶ **遗传只是患胃癌的因素之一**：胃癌的发生通常是多个基因突变协同作用的结果。遗传的因素决定遗传给后代的突变基因数量或程度，这些遗传因素再加上后天致癌物的诱发作用，才会导致胃癌的发生。

❷ **家族习性相似**：同一个家族的成员，往往因为居住地区、生活方式均比较接近，所以经常接触类似的致癌物质。

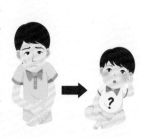

胃病患者进食时应该少食多餐？

除了胃切除者和一些急性胃病症状患者，其余患者不适用

提出少食多餐观点者一般认为，进食较少量的食物能减少胃病患者的负担，但是这种观念已逐渐被打破。

少食多餐，营养摄取容易不足

少食多餐的观念之所以逐渐被摒弃，是因为一般胃病患者的饮食以八分饱为原则，食量已少于平常人，因此进食的营养应特别注意，只有摄入足够的营养才能使患者早日康复。

此外，两餐之间的进食次数增加，而食用的又多半为淀粉类食物，这势必会影响正餐摄取的营养及分量，将会导致营养摄取不足的情况出现，进而影响身体恢复。

频繁进食容易导致胃溃疡

人在进食时，胃部会分泌胃液，频繁进食易增加胃部负担，并打乱胃液分泌的规律，使胃病病情加重，进而导致胃溃疡的发生。

少食多餐的进食方式是否应全面禁止？也不尽然。在一些症状发生时，两餐之间的加餐确实有其必要性。

举例来说，急性胃炎、肝炎、胰腺炎、消化性溃疡活动期的患者，为了应对身体的能量需求，就可以根据情况适时进食少许点心。

需要少食多餐的特例

还有一种特殊情形，就是胃做过切除手术的患者。这一类患者的胃比较小，甚至有些患者进行了全胃切除，所以必须采取少食多餐的进食方式。

胃切除者进食后可能出现的症状

❶ **食物进入小肠的时间过快：**没有胃或胃变小，使得食物进入小肠的时间过快，容易发生呕吐、恶心、心悸、头晕、腹泻等症状。

❷ **胃酸分泌量减少：**胃变小，胃酸分泌量也减少，加上小肠上端的蠕动加快，容易影响人体对铁的吸收，发生缺铁性贫血。

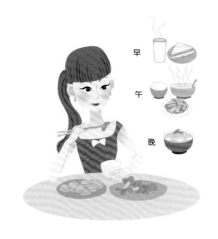

不同类型的胃病，适合吃的食物一样吗？

各类胃病患者食用的食物，应依病情不同而有所不同

急性胃炎

视情况宜断食一两餐，1~2天后根据恢复状况，进食稀饭等清淡的食物，7~10天后即可恢复正常。

慢性胃炎

即使已痊愈，慢性胃炎患者仍需在2~3个月内延续患病时的饮食习惯。慢性胃炎分为胃酸过多和胃酸过少两种，注意事项分别如下。

❶ 胃酸过多

● 香辛料、口味重的食物，会刺激胃液分泌，宜避免食用。

● 乌贼、章鱼等软体动物不易消化，宜避免食用。

● 肉类宜食用低脂、易消化的部位，蔬菜类因富含膳食纤维，症状严重时宜煮软再吃。

● 酸性水果会刺激胃酸分泌，宜避免食用。

● 宜避免饮用刺激性的饮料，戒除烟酒。

❷ 胃酸过少

胃酸过少者容易出现食欲不振，可从以下两个方面调整饮食。

● 食用香辛类蔬菜、醋或少许的柠檬汁来提振食欲。

● 饮用少量酒精饮料以增加胃液分泌，但有消化性溃疡者须禁喝含酒精的饮料。

消化性溃疡

注意事项同胃酸过多的胃病患者。

胃切除

此类患者宜从流质饮食、半流质饮食，逐渐调整成正常饮食。做过手术的患者，进食时应注意下列事项。

● 少食多餐，空腹时不宜进食流质食物或喝饮料。

● 适时、适量摄取富含铁、蛋白质的食物，少吃淀粉类、富含膳食纤维的食物。

● 用餐时宜采取斜躺姿势进食，多咀嚼，且应放慢进食速度。

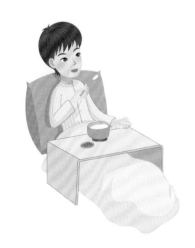

"外食族"如何保护胃肠健康?

在外用餐应掌握"清淡、易消化、不刺激"三大原则

胃病患者如果不得已必须在外用餐,至少要掌握以下原则。

在速食店的用餐原则

❶ 汉堡肉脂肪含量高,胃病患者不宜食用,宜选择蛋堡、蔬菜三明治等主食。

❷ 饮料应以新鲜的果汁、酸奶为主,咖啡、红茶、碳酸饮料皆不宜饮用;牛奶会促进胃酸分泌,应视病情酌情饮用,胃溃疡患者不宜饮用。

❸ 点餐时,可要求减少餐点中的酱料量。

在餐厅用餐的注意事项

❶ 油炸食物不容易消化,不适合胃病患者食用。

❷ 吃盒饭时,只吃1/2~2/3的分量,不吃油腻的油饭或炒饭。

❸ 太烫的食物会损伤食管上皮细胞和黏膜,所以滚烫的菜肴应放凉再吃。

❹ 清汤可促进胃液分泌,对胃下垂和胃酸过少的人来说,具有提振食欲的效果;但对胃酸过多、胃溃疡患者来说不适宜。

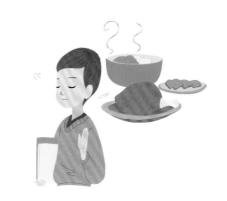

胃病患者的各种食物调理方式

食物种类	烹调原则
蔬菜、全谷杂粮	煮软后食用,尽量少吃富含膳食纤维的食物
水果	宜入菜、榨成果汁或做成甜点,消化性溃疡患者不宜食用柑橘类水果
豆类	胃溃疡严重时不宜食用
海鲜类	❶以脂肪较少的鱼类为主 ❷除牡蛎外,其他软体动物及甲壳动物不宜食用
肉类	选取柔软部位的瘦肉烹调,调味宜清淡
乳品类	❶避免饮用冰牛奶,消化性溃疡患者不宜饮用牛奶 ❷酸奶可协助治疗幽门螺杆菌感染,并补充益生菌
其他饮料	避免饮用含咖啡因、酒精和碳酸的饮料,不喝市售罐装饮料

胃病患者要多喝牛奶？

对胃溃疡患者来说，喝牛奶会加重病情

牛奶对胃病的作用和其他食物一样，仅可以暂时中和胃酸。牛奶会产生固体凝结物，是其所含蛋白质遇酸后性状发生改变的结果，这种物质并非保护胃壁的特殊物质。

此外，既往认为牛奶可以抑制胃酸，其实是一个误区。牛奶中的乳蛋白和钙离子会促进胃酸分泌，对胃溃疡患者来说反而会加重病情。

酸奶可改善胃溃疡

研究证实，在治疗幽门螺杆菌感染时，除每天服用药物外，若能一天饮用酸奶两次，每次200毫升，可减轻药物的不良反应。

但应注意服药和饮用酸奶的时间至少间隔2小时，才能确保益生菌的吸收率。

常吃过热的食物，容易伤胃？

过热的食物不是伤胃主因，但会升高食管癌、口腔癌的发病率

过热的食物会烫伤口腔，但食管有调节食物温度的功能，当食物抵达胃部时，已被调整为人体能接受的温度。

食物的温度，不会对胃部造成直接的损害。热食并不是导致胃溃疡发作的主要原因。

热食会对食管黏膜造成损伤

热食确实会对食管上皮组织、黏膜造成损伤。研究指出，长期饮用40℃以上的热茶，会增加罹患食管癌、喉癌的概率。

这是因为食管和咽喉反复受损，细胞长期不正常分化，进而易发生癌变。所以不食用过热的食物，才能保持身体健康。

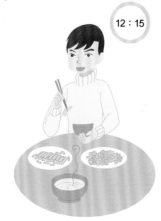

12：15

胃镜检查会不会很痛？

配合医师指令，放松心情，就能降低痛苦程度

以胃病来说，最常用的检查方式，就是上消化道内窥镜（胃镜）和X线钡剂造影。

1 上消化道内窥镜

在进行上消化道内窥镜检查时，医师会麻醉患者咽喉，然后将镜身从患者的口腔直接伸入胃内检查。

上消化道内窥镜可以检测出慢性胃炎、胃部肿瘤等病症，但因属侵入性检查，故不建议处于休克状态、患严重心脏病或严重呼吸功能障碍、精神状态无法配合检查者做内窥镜检查。

上消化道内窥镜检查很痛苦？

在内窥镜检查的过程中，胃镜通过咽喉时较不舒服，一般只持续数秒，若配合医师指令，放松心情，有节奏地吞咽，痛苦的时间非常短暂，当内窥镜抵达胃部时，是不会有强烈痛苦感觉的。

2 X线钡剂造影

所谓X线钡剂造影，指患者口服钡剂后，医师用仪器对其身体进行X线照射，使得食管、胃、小肠、大肠的内腔显影呈现。

X线钡剂造影可诊断胃溃疡、十二指肠溃疡、胃下垂、胃穿孔等病症。患者先经过胸腹部常规透视后，按照医师的指令吞下钡剂，就可以进行检查。

但有胃肠道急性出血、胃肠穿孔、幽门梗阻、肠梗阻、急性腹膜炎、重度腹水、白细胞减少等症状者，不宜做X线钡剂造影。

这两种检查方式各有其着重点，患者宜配合医师进行检查，才能得到最精确的诊断。

上消化道内窥镜与X线钡剂造影

对比项目	检查种类	
	上消化道内窥镜	X线钡剂造影
是否为侵入性	侵入性	非侵入性
可诊断的病症	慢性胃炎、胃部肿瘤等	胃溃疡、十二指肠溃疡、胃下垂、胃穿孔等
处理步骤	较复杂	较简单
病患感受	较痛苦	无痛苦

第一章
健康保"胃"战

胃是新陈代谢的重要枢纽，

它最重要的工作，就是掌管食物的消化、吸收，

一旦胃出现问题，人体就无法充分吸收营养，

胃健康是人体健康的基础！

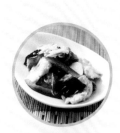
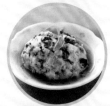
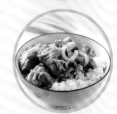
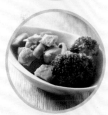
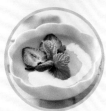

保胃禁区——这些食物要少吃!

刺激性强、冰冷、腌渍食物都是胃的大敌

对胃容易造成伤害的食物,可分成两类:一类是刺激、不易消化的食物;另一类就是很多人都喜欢吃的"垃圾食物"。

💜 忌吃刺激、不易消化的食物

第一类食物本身的特性和烹调方式对胃的消化功能不利,甚至会长期刺激胃部病灶,造成既有胃病病情加重,使病情恶化或急性发作,导致必须手术切除。这类食物是胃病患者的头号大敌,代表食物就是又麻又辣的麻辣火锅!

辛辣刺激,加上麻烫的灼热,对胃功能强健的人来说,已经是一种慢性伤害,更何况是胃黏膜已有病灶、溃疡的人。不要为了满足口腹之欲,而经常食用重辣、过酸、过咸、酒精浓度高或滚烫的食物。

不容易消化的食物也是胃病患者的忌食食物,如油腻的烤肉、炸猪排、盐酥小菜等,吃入这些食物,容易导致胃部鼓胀、积食难消化。

💜 远离垃圾食物

第二类食物就是现代人喜欢购买的"垃圾食物",也是大卖场食品架上品种丰富、花样多样的畅销食物。

这些垃圾食物包括糖果、蛋糕、口感酥脆的各种零食等,它们被归入伤胃食物的理由是除高热量、人工化学添加剂外,所含营养成分极少。因此,建议胃病患者不要食用这类食物。

4大易伤胃食品

❶ 过辣、过酸、过咸的热食

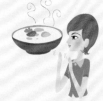

❷ 不易消化的肉类或油炸物

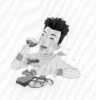

❸ 糖果、蛋糕、小零食

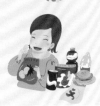

❹ 冰冷食品

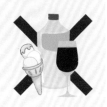

此外，患有胃溃疡、十二指肠溃疡、慢性胃炎的人，要忌吃冰冷食品，尤其是碳酸类冷饮。一是太冷的食物会影响胃的消化功能，刺激胃壁血管收缩，引起痉挛、腹泻或胃痛；

二是碳酸饮料中含有碳酸氢钠，会在胃内和胃酸发生反应，产生二氧化碳，等于在胃里放置了一枚压力弹，胃壁已有病灶者，容易因胀气而出现出血症状。

保胃忌食的食物

忌食食物类型	代表食物	忌吃原因
刺激性食物	辣椒、超辣咖喱、麻辣火锅、泡菜锅、酸菜锅，或者其他滚烫食物	口味太过刺激，会损伤胃黏膜，引发胃炎、出血、溃疡
碳酸类饮料	可乐、酸性调味饮料、汽水、维生素C饮料	●气泡饮料虽含有碳酸氢钠，但因量少，其中和胃酸的效果轻微，此外，大量二氧化碳对胃壁有损害，会造成胃溃疡、胃穿孔 ●过多糖和添加剂，容易刺激胃酸过量分泌，影响消化功能
腌渍加工食物	腌肉、腊肉、香肠、咸鱼、酸菜、霉干菜、榨菜、豆腐乳、酱菜等腌渍食物	腌渍加工食物中添加的硝酸盐及其他某些人工添加剂属于致癌物，会增加胃癌发病率
烧烤、油炸食物	烤肉、烤鱼等烧烤类食物，炸鸡、炸鱼、盐酥食物、炸薯条、油条等油炸食物	●烧烤食物容易产生有害人体的物质 ●高脂、高热量对胃是一种额外的负担，还会影响其消化功能
冰冷食物	冰激凌，冰棒，冰饮，从冰箱取出而未加热的食物，未经烹调的冰冷食物，沙拉	胃肠不好的人吃冰品、冷食很容易拉肚子，故要少吃这类食物，尤其忌讳直接吃冰冷或冷掉的熟食，以免造成胃肠负担
糯米类食物	糯米制品，如汤圆、麻糍、粽子、年糕	不易消化，会造成胃部负担而胀气、打嗝、消化不良或引起胃痛
刺激性饮品	酒、浓茶、浓咖啡	易刺激胃黏膜，使胃壁受损、发炎，尤其忌空腹、饥饿、胃酸过多时饮用
甜品	高脂高糖的糕点、巧克力、甜汤、甜味零食	过甜的食物会引起胀气，刺激胃酸过量分泌，加重胃炎症状

健康养胃的烹饪秘诀

挑选时令食材，简单烹饪就能养胃

健胃、养胃的烹饪方法并不难学，只要掌握以下原则，就能在不加重胃部负担的情况下，吃得健康又营养。

挑选时令新鲜食材

善待胃的第一个烹饪秘诀就是不要把不新鲜的食物吃下肚！所谓的新鲜，指的是在当季收获的食物。

为让胃吸收到食材丰富的天然能量和完整营养素，尽量不要选择冷冻或罐头食品。土地栽植的农产品胜过温室栽培的作物，有机食材又比一般土栽作物更健康。

采用地中海式烹饪法

地中海一带的欧洲国家，烹饪方式简单、天然。要养胃，不妨学习地中海式烹饪的手法，去掉防腐剂、人工添加剂，自然益于胃肠吸收食物中的营养素。

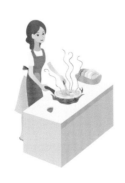

均衡摄取多种营养素

胃不好的人，一天应食用3~5种不同种类的蔬菜、2~4种水果、4份豆鱼肉蛋类、1~2杯奶类、3~6碗根茎类主食，以及2~3匙油脂。

不妨用红、黄、黑、白、绿五种颜色将食物分类标记，红色食物富含胡萝卜素、番茄红素、铁；黄色食物富含黄酮素、蛋白质、维生素A、维生素C、维生素E，可保护脾胃；豆腐等白色食物，黑木耳、海带等黑色食物，以及绿色蔬菜也不可少。

五色食物代表

红色食物： 西红柿、红椒、苹果、草莓、樱桃

黄色食物： 南瓜、玉米、木瓜、杧果、菠萝、糙米、小米、燕麦

黑色食物： 香菇、黑木耳、海带、紫菜、葡萄、桑葚、紫米、黑芝麻、黑豆

白色食物： 梨、山药、白萝卜、冬瓜、金针菇、竹笋、银耳、大蒜、大米

绿色食物： 四季豆、菠菜、芹菜、空心菜、卷心菜、芦笋、猕猴桃

♥ 多蒸、炖、烫、卤

做海鲜适合用蒸的方式；做青菜，汆烫比油炒容易消化；做肉类改用卤、炖，比油炸后脂肪含量低。

即使是煸炒食物，也应该以少油、大火快炒为原则，煸出食物的原味即可。

食材只要新鲜，本身就具有天然鲜味，只要懂得借由不同作料来烹饪，就能吃得健康。过量的添加物对胃是负担，少用为宜。

养胃食材和烹饪方式

食材种类	养胃食材	烹饪方式
油脂类	植物油	少量添加
	鱼油	
全谷根茎类	全谷类米饭、面食	以蒸、煮为宜，勿油炸
	土豆	
肉蛋鱼类	肉类	去掉肥油、皮，选择肉嫩而无筋的瘦肉快炒，或者采用低盐方式酱卤
	蛋	清蒸或水煮
	DHA、EPA含量丰富的深海鱼类，如鲭鱼、鲑鱼、鲣鱼	以少许油、盐煎熟即可
	新鲜海鱼	清蒸
豆类和乳制品类	各种易消化的豆类、坚果类	可和米饭同煮
	豆浆、豆干类制品	勿添加味精及过多调味料
	酸奶、奶酪	如果酸奶太冰，可将其置于室温下，稍微回温后再饮用
	牛奶	可温热后再饮用，胃溃疡患者避免饮用
蔬菜类	纤维柔软或低纤的蔬菜瓜果	汆烫、少油快炒或做成沙拉皆宜（沙拉宜置于室温下，回温后再食用）
水果类	水分多、膳食纤维含量及甜度皆适中的水果	• 胃不好的人，可以削去果皮后再食用 • 可将新鲜水果搭配蔬菜榨汁饮用

健康护胃的日常生活守则

健康的身体来自健康的胃肠，中国人讲究吃，但有时缺乏节制，加重了胃的负担，加上作息不规律、用餐不定时，易导致胃病发作。

要健康护胃，首先得从养成良好饮食习惯和生活作息做起，好好善待我们的胃，胃病自然可以"不药而愈"。

♥ 养胃基础——良好的饮食习惯

要想保持胃部健康，首先要改善进食的习惯。下列表格可帮助您判断自己的饮食习惯是否良好。

♥ 养胃关键——规律用餐+运动

要做到规律用餐，就得先培养良好的生活作息习惯，胃肠才能在人体的活动、休息、睡眠等不同阶段，发挥最大的作用。

规律的定义：可以依照自己的生活、工作方式，做最适合自己的生理时钟调整。如果条件允许，遵循中医的气血运行经络时间表来调整作息，如此最符合天地运行的养生秘诀。

良好饮食习惯与不良饮食习惯

良好饮食习惯	不良饮食习惯
定时用餐，细嚼慢咽	节食数天后又大吃，或者因为情绪不佳、心情低落而以吃东西来舒缓压力
坐下用餐，用餐时保持心情愉快，且在固定地方用餐	边走边吃，或者躺在床上吃东西；吃饭时谈论令人不愉快的事，或者和人发生争执
早餐、中餐可以丰富一点；晚餐的分量较少，让胃有时间休息	每餐大吃大喝，或者猛吃零食
多喝水	嗜吃速食、人工添加剂含量过多的食物，或者吃饭时习惯添加大量盐、胡椒等调味料
睡前吃得不过饱，至少让食物入胃消化3小时	有吃夜宵的习惯
用餐时不看电视、电影或书报杂志	用餐时看电视、电影或书报杂志

经常活动筋骨可以舒缓压力，特别是患神经性胃炎的人，胃肠活力和精神状态都较敏感、虚弱，尤其应该常运动。

要治疗胃病，唯有多释放压力、多伸展全身，奉行"能走路就不要坐车、能站就不要坐着、能爬楼梯就不要坐电梯"的原则，让全身血液跟着活动，身

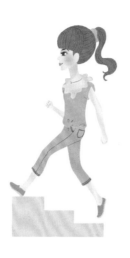

体自然不容易僵硬、紧绷。

♥ 戒烟拒酒，有效远离胃病

烟、酒对胃壁都会产生不良的刺激和伤害，虽然尚未有实验可以证明吸烟会导致胃病，但有研究显示，不吸烟的人患胃病的概率是吸烟者的一半，而且胃病的复发率也比吸烟者明显低很多。

适量浅酌，有时也是一种生活的情趣，只要一天的饮酒量不超过300毫升（葡萄酒、白兰地、威士忌），而且不是在空腹时饮用，对胃不至于造成严重的伤害。但也不要忽略酒精会抑制胃酸的分泌，以不饮用高浓度酒精饮品为宜。

每日饮酒量建议表

酒类	酒精含量	每日饮用量
啤酒	2.8%～3.5%	不超过720毫升，大约是2个易拉罐的容量
红、白葡萄酒	10%～13%	不超过300毫升
米酒	16%～22%	不超过180毫升

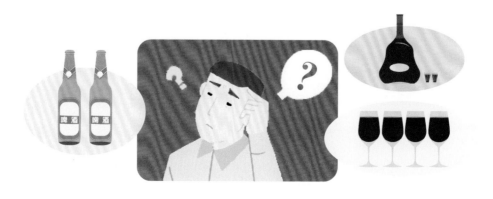

如何防治胃癌？

幽门螺杆菌感染、吸烟、酗酒是胃癌的主因

胃是人体容积最大的器官，所有吃下去的食物，都得先经过胃的初步分解，添加物等物质也是由胃来进行第一关排除，才会运送到下一个消化器官中。胃部肌肉时刻蠕动，为的是让吃入的食物能充分被搅拌、磨碎成乳糜状混合物。

可惜人们在日常饮食中，常用错误的方法来加重消化系统本来已十分庞大、繁重的工作，影响食物滋养全身的作用，进而导致生病！

♥ 为何会患胃癌？

胃癌形成的原因：和饮食喜好、生活习惯、家族遗传有关，特别是腌渍、熏制的食物含有大量亚硝酸盐，会在胃内被转化成致癌物质——亚硝胺，这是目前已被医学证实会导致胃癌的"杀手"。

此外，患胃病的人若不留意，也很容易导致胃癌，尤其是曾有胃溃疡、进行过胃切除手术的人。

慢性胃炎患者的胃壁变薄、胃酸减少，造成食物中的细菌藏在胃中，长此以往会使此处成为病菌的温床。

♥ 如何发现已患胃癌？

胃癌在发病早期几乎很难被发现，因为胃癌的癌变，是通过胃壁不正常细胞增生，造成胃壁病灶处表皮变厚。患者初期很难自觉有不舒服的症状，其最常有的共同点，就是消化不良、经常性胀气和腹部隐隐作痛。

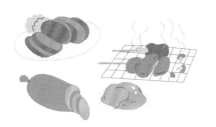

胃癌形成的主要原因

1. 经常食用熏制、烧烤、加工类食品、腌渍物
2. 吸烟、酗酒
3. 家族有胃癌病史
4. 感染幽门螺杆菌
5. 患恶性贫血
6. 患萎缩性胃炎、胃溃疡、十二指肠溃疡，进行过胃切除手术

已患消化性胃病的人，应经常到医院检查上皮细胞是否有病变（小肠型上皮化生），因为胃黏膜病灶处很容易出现胃癌癌前病变。

也可以通过医院中的上消化道内窥镜、胃切片、X线钡剂造影、腹部CT等检查，协助判断是否出现了胃癌前兆。

激的食物，少吃含防腐剂成分的食物，如烟熏、腌渍的食物，特别是香肠和酱瓜。可以的话，还要戒烟、戒酒，才能保障胃癌不轻易上身。

有胃溃疡或其他胃病病史者，以及家族中有相关病史者，更应该注意预防胃癌的发生，如果能够及早发现，早期胃癌是可以治愈的。

如何预防胃癌？

最好的胃癌预防方法，应从饮食、生活习惯着手，包括尽可能养成良好的进食习惯及善待胃肠的良好饮食方式。

平时应多食用蔬果，多补充维生素A、维生素C，尤其是深色蔬菜，其能有效预防胃癌。

此外要避免吃太咸、太油、太刺

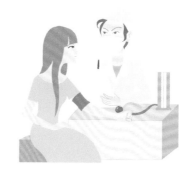

胃癌初期症状及饮食预防原则

胃癌初期症状	饮食预防原则
❶ 消化功能减弱 ❷ 腹胀难以排气 ❸ 不正常且频繁地打嗝 ❹ 食欲突然变差，即使很饿也没有胃口 ❺ 反胃 ❻ 吐酸水 ❼ 上腹轻微疼痛 ❽ 胃灼热 ❾ 非正常性腹泻，有时却便秘严重 ❿ 全身疲倦、体重减轻 ⓫ 排黑便、出血	❶ 多吃新鲜的蔬果，尤其是维生素A、B族维生素、维生素C含量丰富的食物，如西蓝花、西红柿、洋葱、南瓜、大蒜等抗癌食物 ❷ 少吃熏制、腌渍加工食品 ❸ 不吃发霉、变质或不新鲜的食物 ❹ 少吃刺激性强的食物，如麻辣火锅、辛辣调味品 ❺ 少吸烟、饮酒

十大优质的健胃食物

选择健胃食物，有效防治胃病

吃是生活中的一种享受，既要吃出乐趣，也要兼顾胃肠的健康，才能让人吃出快乐和活力！

尤其是胃功能后天失调的人，应该在平常的饮食中，多选择有益于胃肠健康的营养食物。

❤ 多吃富含维生素的食物

维生素中可调节胃病的有效成分包括维生素A、B族维生素、维生素C、维生素E、维生素K、维生素U，此外，类胡萝卜素家族中的β-胡萝卜素、类黄酮也对胃病患者有益。

其中维生素A和β-胡萝卜素对胃黏膜的保护、愈合和再生很有帮助。它们普遍存在于红、黄色的蔬果中，患胃溃疡的人应多食用，可预防胃酸持续侵蚀病灶，导致胃穿孔的发生。

B族维生素是维持细胞再生、神经系统运作的主要营养来源，它只存在于新鲜的食物中，并容易在烹调过程中流失。其可从肉、奶、蛋、动物肝脏、坚果中摄取，能提振食欲和振奋精神。

维生素C是修复组织细胞的"高手"，也有消除压力的功效，对神经性胃炎患者来说，具有预防溃疡发生的功效。绿色蔬菜、水果之中，最能见到维生素C。

此外，具有抗氧化能力的维生素E和具有凝固血液效果的维生素K，以及俗称"卷心菜素"的维生素U都是健胃的"好帮手"。

❤ 食物消化酶是强胃"高手"

食物的消化离不开消化酶，而在某些食物中也含有消化酶，可以增强人体的消化功能，如木瓜含有木瓜蛋白酶，菠萝含有菠萝蛋白酶等。

碱性和乳酸菌含量高的食物也能够平衡胃的酸碱度，强化胃的功能。

此外，铁、锰、镁、锌等矿物质也具有修复细胞和造血的功能，对出血性胃病患者而言，是适宜多摄取的健胃营养成分。

适量的蛋白质能补充体力，水果中的水溶性膳食纤维同样不可或缺。

十大优质健胃食物排行榜

食物名	健胃功效	主要营养成分
卷心菜	所含维生素U能保护胃黏膜；异硫氰酸酯、类黄酮、萝卜硫素、吲哚等成分，可抑制幽门螺杆菌和肿瘤生长	维生素C、维生素K、维生素U、钙、铁、钾、类黄酮、吲哚、异硫氰酸酯、多酚类化合物、萝卜硫素
木瓜	所含木瓜蛋白酶可促进消化；β-胡萝卜素在体内可转换成维生素A，能维护胃黏膜细胞的健康	蛋白质、糖类、维生素A、B族维生素、维生素C、维生素E、β-胡萝卜素、木瓜蛋白酶
莲藕	所含黏蛋白有助于脂肪和蛋白质的吸收，减轻胃部负担；维生素K和鞣酸能预防胃出血	维生素A、维生素B₁、维生素B₂、维生素C、维生素E、维生素K、鞣酸、β-胡萝卜素、铁、钾
土豆	是可抑制胃酸分泌的食物，能促进消化，缓解胃酸过多，适合胃溃疡患者食用	糖类、蛋白质、B族维生素、维生素C、叶酸、多酚
酸奶	富含乳酸菌，可以抑制幽门螺杆菌，缓解胃溃疡症状	蛋白质、糖类、维生素A、维生素B₂、维生素B₁₂、烟酸、钙
鲫鱼	含有维生素A、B族维生素，能够开胃；蛋白质中的色氨酸能降低胃黏膜萎缩、发炎的概率	蛋白质、脂肪、维生素A、B族维生素、维生素E、钠、钾、钙、磷、镁
南瓜	富含维生素A、β-胡萝卜素，能有效保护胃黏膜	膳食纤维、维生素A、B族维生素、维生素C、维生素E、维生素K、β-胡萝卜素、钙、锌
白萝卜	消化酶含量高，能去油解腻；异硫氰酸酯具有杀菌、消炎的功效	维生素A、维生素B₁、维生素B₂、维生素C、维生素E、钾、异硫氰酸酯、胆碱、消化酶
猴头菇	含有β-葡聚糖、甘露糖及多肽等多种营养物质，能抑制癌细胞生长，预防胃癌	β-葡聚糖、甘露糖、B族维生素、烟酸、麦角固醇、钾
秋葵	含有水溶性果胶、黏蛋白及大量维生素A，可在胃部形成保护膜	维生素A、B族维生素、维生素K、黏蛋白、β-胡萝卜素、钙、磷、铁、钾

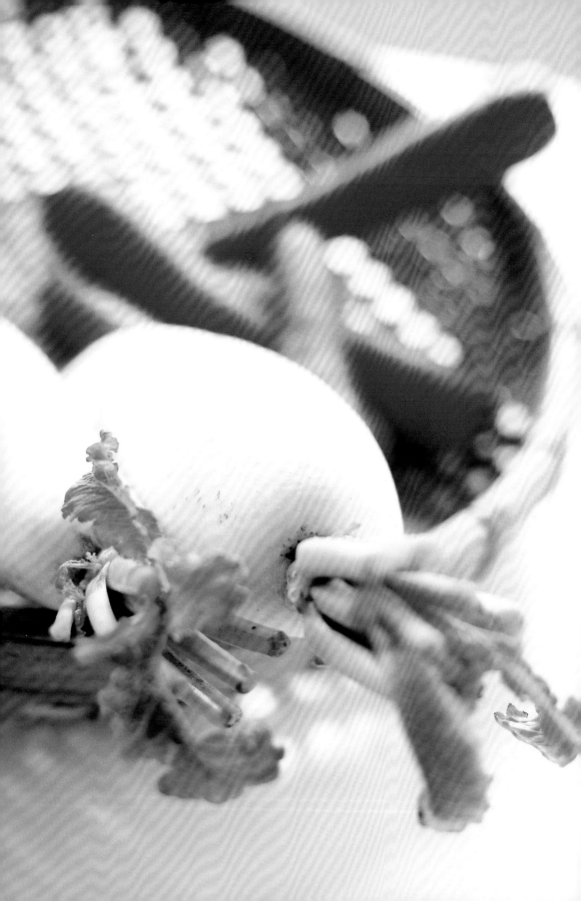

第二章
健胃养生，从饮食开始

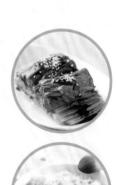

调理胃病，

最重要的是要改变饮食习惯。

本书精选 80 多种护胃食材，

打造 200 多道健康食谱，

让患有胃病的您，

不再为了该吃什么而烦恼！

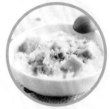

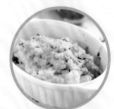

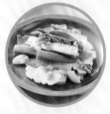

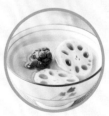

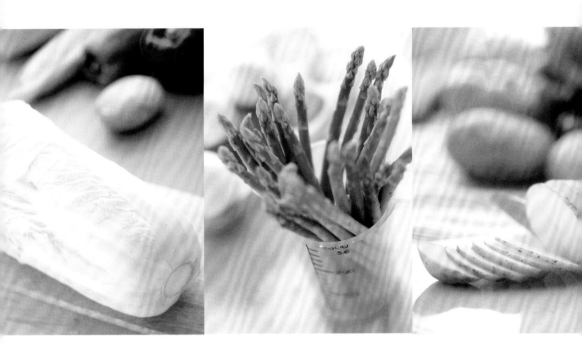

高纤蔬食类

　　蔬菜含有丰富的膳食纤维，能刺激胃肠蠕动，清除体内代谢产物和有害物质，还含有丰富的维生素A、B族维生素、维生素C和矿物质，可以保护胃壁，预防胃肠发炎。

　　还有一些蔬菜含有维生素K、维生素U、异硫氰酸酯等营养成分，能促进消化，降低溃疡发生率，并增强胃肠抵抗力。根茎类蔬菜中的土豆还含有可缓解痉挛的阿托品，能缓解焦虑导致的胃肠不适，抑制胃酸分泌过多。

提示 促进消化性溃疡伤口愈合，预防胃癌

卷心菜

健胃有效成分
异硫氰酸酯、
维生素U、吲哚

食疗功效
健胃整肠、
治疗溃疡

- 别名：包心菜、甘蓝、圆白菜

- 性味：性平，味甘

- 营养成分：
  蛋白质、膳食纤维、维生素C、维生素K、维生素U、钙、磷、铁、钾、钠、类黄酮、吲哚、异硫氰酸酯、多酚、叶酸

〇 适用者： 胃溃疡、十二指肠溃疡患者　　**✗ 不适用者：** 容易胀气、甲状腺功能低下者

🍎 卷心菜为什么能改善胃病？

1 卷心菜含有维生素U，能治疗胃溃疡，保护胃黏膜；还含有丰富的膳食纤维，可软化体内代谢产物，帮助排泄，预防便秘。

2 建议消化功能不好或曾做过胃部手术的患者将卷心菜榨汁后饮用，既能避免膳食纤维刺激胃黏膜，又能吸收维生素U等营养成分。

3 卷心菜含异硫氰酸酯、β–胡萝卜素、类黄酮、萝卜硫素、多酚化合物，有抑制癌细胞生长、抗肿瘤的效果，可以预防胃癌、直肠癌、结肠癌和前列腺癌。

⚙ 卷心菜主要营养成分

1 卷心菜的维生素C含量丰富，每100克卷心菜含有40毫克维生素C，大约是同等量西红柿的2.8倍。

2 卷心菜还含有可改善胃溃疡、十二指肠溃疡症状的维生素U，以及吲哚、类黄酮、异硫氰酸酯等能抑制肿瘤细胞生长的营养成分。

🍫 卷心菜食疗效果

1 在古希腊、古罗马时期，卷心菜就是一种日常的药用蔬菜，它含有抗病毒的维生素C，能提高身体免疫力，并富含维生素K，有止血、凝血的功效。

2 卷心菜还含有槲皮素，它具有抗组胺和消炎的作用，可抑制过敏反应，消除炎症。

3 中医认为，卷心菜可强壮筋骨、补髓、益脾胃。《本草纲目》也记载，卷心菜有清热、止痛的功效。

✳ 卷心菜食用方法

1 卷心菜可清炒、煮火锅、做水饺馅料或腌渍成泡菜。

2 将卷心菜用手剥成小片烹调，口感脆甜，也不会在菜叶上留下氧化黑边。

✚ 卷心菜食用注意事项

卷心菜中的有机酸会抑制人体对碘的吸收，甲状腺功能低下者不宜多吃。

卷心菜炒鸡肉

预防溃疡＋缓解胃部不适

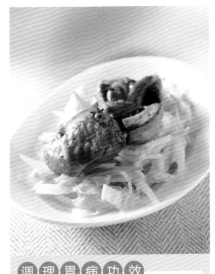

材料：
胡萝卜丝、洋葱丝各30克，卷心菜丝、去骨鸡腿肉块各100克

调味料：
橄榄油2大匙，米酒、面豉酱各1大匙，酱油、甜酒酿、大蒜末、姜末各1小匙

做法：
1. 将米酒、面豉酱、酱油、甜酒酿、大蒜末、姜末调匀，拌入去骨鸡腿肉块中，腌渍约30分钟。
2. 热锅放入橄榄油1大匙，将洋葱丝、胡萝卜丝、卷心菜丝炒香后盛起。
3. 锅中倒入剩下的橄榄油，放入去骨鸡腿肉块炒熟，再将炒好的蔬菜丝放入锅中拌匀即可。

调理胃病功效

卷心菜含有维生素K、维生素U，可修补体内受损组织，保护胃肠黏膜，经常食用能缓解胃部不适，预防溃疡的发生。

豆皮炒卷心菜

修复胃黏膜＋增强体力

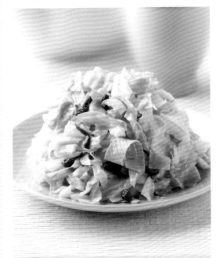

材料：
豆皮、香菇各30克，姜20克，卷心菜300克，枸杞子5克

调味料：
橄榄油2小匙，盐1/4小匙，料酒、香油各1小匙

做法：
1. 将所有材料洗净、沥干。豆皮用水泡软后，切段；卷心菜、香菇切片；姜切碎。
2. 橄榄油入锅烧热，爆香姜末，再加入卷心菜略炒。
3. 加入香菇片、豆皮段、枸杞子和其余调味料，拌炒至熟即可。

调理胃病功效

卷心菜中的营养成分可以修复胃黏膜；豆皮口感柔软、容易消化，其所含的B族维生素能够有效消除疲劳，增强体力。

香炒鲜蔬

改善溃疡＋预防胃部疾病

材料：
卷心菜300克，西红柿1个，胡萝卜20克，鲜香菇2朵，辣椒5克

调味料：
花椒粉、酱油、盐各适量，橄榄油1/2小匙

做法：

❶ 将所有材料洗净。卷心菜、鲜香菇、辣椒切片；西红柿去皮切块；胡萝卜去皮切片。

❷ 锅中放入橄榄油烧热，炒香辣椒片，再放胡萝卜片、卷心菜片、鲜香菇片炒熟。

❸ 加入西红柿块炒匀，再以花椒粉、酱油和盐调味即可。

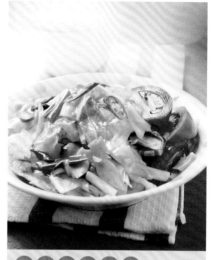

调 理 胃 病 功 效

卷心菜含有维生素U，可修复溃疡，缓解胃部溃疡症状；胡萝卜富含β-胡萝卜素，西红柿富含番茄红素，可有效保护胃黏膜。

豆腐卷心菜卷

保护胃黏膜＋修复胃壁

材料：
鸡肉末150克，卷心菜叶4片，豆腐1块，鸡蛋1个，葱2根，香菜叶适量

调味料：
盐1/4小匙，淀粉1小匙

做法：

❶ 将所有材料洗净。豆腐压末去水；卷心菜叶烫熟；葱切末；鸡蛋打成蛋汁备用。

❷ 将豆腐末、葱末、蛋汁、鸡肉末及盐、淀粉搅拌至黏稠，制成内馅。

❸ 摊开卷心菜叶，包入内馅，卷起后用牙签固定，放入蒸锅蒸15分钟至熟，盛盘后放上香菜叶装饰即可。

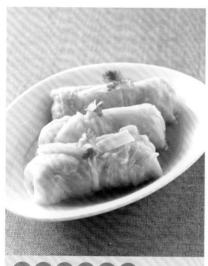

调 理 胃 病 功 效

卷心菜含有维生素U，对胃溃疡具有极佳的修复功效，但其膳食纤维含量较高，可能对胃造成负担。此菜蒸煮软烂，适合胃溃疡患者食用。

大白菜

健胃有效成分
膳食纤维、维生素A、B族维生素

食疗功效
治疗溃疡、抗氧化

- 别名：结球白菜、黄芽菜、包心白菜、卷心白菜
- 性味：性寒，味甘
- 营养成分：
  膳食纤维、维生素A、维生素B$_1$、维生素B$_2$、维生素B$_6$、维生素C、维生素K、叶酸、β-胡萝卜素、钙、磷、钾、钠、铜、镁、硒、锌、铁

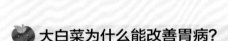

○ **适用者：** 口干舌燥、热性体质、便秘者　✗ **不适用者：** 虚寒体质者

大白菜为什么能改善胃病？

1 大白菜富含水分和维生素C、维生素K，可清胃、排出体内水分、助消化，对体内烦热产生的溃疡、出血有一定的改善作用。

2 大白菜所含的膳食纤维比卷心菜细嫩，既能加速胃排空、中和胃酸，又有润肠、促进代谢的效果。

3 煮熟后，大白菜的纤维变柔软，不易刺激胃引发胀气，适合胃病患者食用。

大白菜主要营养成分

1 大白菜是热量很低的食材，每100克大白菜，热量只有约82千焦。

2 大白菜含有可稳定神经的维生素B$_6$。

3 大白菜也含有维生素K，其能促进血液凝固，加速伤口复原。

4 大白菜含镁，有助于人体对钙的吸收，具有保护心脏和血管的功效。

大白菜食疗效果

1 大白菜含有α-亚麻油酸、维生素K，可对抗过敏性疾病，消炎止血。

2 大白菜含有丰富的膳食纤维，不仅可帮助肠道蠕动，产生饱腹感，还可降低血液中胆固醇的含量，降低血压，也是减肥瘦身的优质蔬菜。

3 中医认为，大白菜有解酒止渴的功效，和生姜、葱同煮饮用，可治感冒、化痰、止热咳。

大白菜挑选和食用方法

1 大白菜的盛产期在秋、冬两季，挑选时，以叶片没黑点，并且包覆紧密者为佳。

2 大白菜口感鲜美，是制作火锅汤底的好食材，可增添汤汁鲜味。

3 体质虚寒者若要食用大白菜，可搭配姜以大火快炒，可抵消大白菜的寒凉性质。

大白菜食用注意事项

大白菜属性较寒，痛经、腹泻、过敏和虚寒体质者，一次勿食用太多。

柳松菇卤白菜

舒缓情绪＋预防胃病

材料：
大白菜200克，大蒜末10克，高汤400毫升，虾米、胡萝卜、柳松菇各30克

调味料：
橄榄油2小匙，盐、陈醋各1小匙，糖1/2小匙，白胡椒粉适量

做法：
❶ 大白菜洗净，切段；胡萝卜洗净去皮，切片；虾米洗净，泡软；柳松菇洗净备用。
❷ 热锅放橄榄油，爆香大蒜末，依序放入虾米、大白菜段、胡萝卜片、柳松菇炒匀后，加入高汤炖煮至大白菜熟软，放入其余调味料拌匀即可。

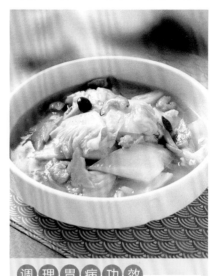

调 理 胃 病 功 效

大白菜富含维生素C，可舒缓紧张情绪，降低胃溃疡发病率；所含膳食纤维可促进新陈代谢，降低胃病发病率。

梅醋凉拌双白

养胃生津＋整肠健胃

材料：
白菜心60克，白萝卜50克，胡萝卜丝适量

调味料：
梅子醋、蜂蜜、姜末各1小匙，酱油1大匙

做法：
❶ 白菜心、白萝卜洗净，沥干，切丝，放入盘中备用。
❷ 将调味料和白菜心、白萝卜丝中拌匀，放上胡萝卜丝装饰即可。

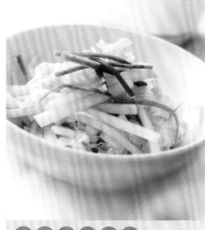

调 理 胃 病 功 效

中医认为，大白菜具有养胃生津的功效，其含有的膳食纤维不易造成胀气，对胃病患者来说，是很好的整肠健胃蔬菜。

西蓝花

健胃有效成分
维生素C、
β-胡萝卜素

食疗功效
健脾养胃、
抗菌防癌

- 别名：绿花菜、青花菜

- 性味：性平，味甘

- 营养成分：
膳食纤维、维生素A、B族维生素、维生素C、维生素K、
β-胡萝卜素、类黄酮、异硫氰酸酯、萝卜硫素、类黄酮

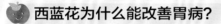

○ **适用者：**便秘、胃肠病患者　✗ **不适用者：**凝血障碍者和甲状腺功能异常者

🍎 西蓝花为什么能改善胃病？

1 西蓝花富含维生素C、膳食纤维，有预防便秘、溃疡的作用；西蓝花中独特的萝卜硫素成分，可抑制导致胃肠疾病的幽门螺杆菌。

2 西蓝花中的β-胡萝卜素、类黄酮能刺激细胞产生抗癌活性物质，保护胃肠黏膜不受病菌入侵，降低胃癌、直肠癌等的发病率。

3 西蓝花中含槲皮素，有抗菌、消炎、抗凝血的作用；所含维生素A能维持上皮组织细胞功能，保护胃黏膜；所含维生素C可提高人体免疫力。

西蓝花主要营养成分

1 西蓝花的热量低，膳食纤维含量高。

2 100克西蓝花中的维生素C含量为56毫克，且其具有加热也不会丢失营养素的优点。

🦷 西蓝花食疗效果

1 西蓝花含有多种抗癌成分，异硫氰酸酯可提高体内细胞的抗癌活性，清除肝脏毒素，增强代谢功能，预防癌细胞增生。

2 西蓝花含有β-胡萝卜素、玉米黄质、叶黄素、类黄酮，能抑制癌细胞生长，清除体内自由基，降低胃癌、直肠癌、结肠癌的发病率。

西蓝花挑选和食用方法

1 西蓝花属十字花科蔬菜，因为具有抗癌效果，被称作"穷人的良医"。购买时要挑选花苞密实、花蕾未被压伤、未发霉者。

2 西蓝花的花苞一旦开尽即变黄，失去营养价值，买回来应尽快食用。汆烫、快炒皆适宜，但是不宜久煮，以免破坏其中的维生素C。

🩺 西蓝花食用注意事项

服用抗凝血剂的患者和甲状腺功能异常者不宜过量食用。

清炒双花菜

舒缓情绪＋预防胃溃疡

材料：
胡萝卜、火腿肠各30克，姜丝20克，西蓝花、菜花各200克

调味料：
橄榄油2小匙，盐1小匙，香油适量

做法：
1. 西蓝花、菜花洗净，去粗茎，切成小朵备用；胡萝卜洗净，切片，三者一并氽烫约2分钟后取出；火腿肠切片。
2. 热锅放橄榄油，爆香姜丝，放入西蓝花、菜花、胡萝卜片、火腿肠片拌炒，放入香油和盐拌匀即可。

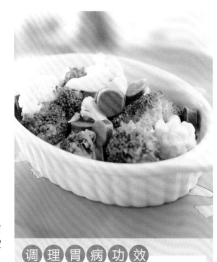

调理胃病功效

　　西蓝花、菜花均富含维生素C，在舒缓情绪、预防胃溃疡方面的功效极佳。氽烫时可加少许醋或柠檬汁，以加强维生素C的功效。

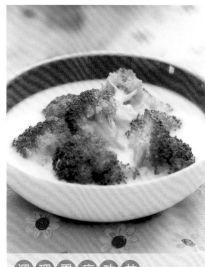

奶香西蓝花

补铁＋预防胃溃疡

材料：
鲜牛奶200毫升，洋葱30克，西蓝花300克，奶酪1片

调味料：
橄榄油1小匙，盐1/2小匙，大蒜粉适量

做法：
1. 西蓝花洗净，去粗茎，切成小朵，氽烫约2分钟取出；洋葱洗净，切末；奶酪撕成碎片备用。
2. 热锅放橄榄油，爆香洋葱末，加入盐和大蒜粉拌至入味。
3. 放入西蓝花和鲜牛奶煮沸，然后放奶酪片煮至溶化，拌匀即可。

调理胃病功效

　　西蓝花的维生素C含量在蔬菜类中较高；此外，其铁含量亦非常高，有安神的效果，还能降低胃溃疡的发病率。

苋菜

健胃有效成分
铁质、
膳食纤维

食疗功效
润肠通便、
补充营养

- 别名：茵菜、荇菜
- 性味：性微寒，味甘
- 营养成分：
  蛋白质、维生素A、维生素B₁、维生素B₂、维生素C、
  钙、磷、铁、钾、类胡萝卜素、烟酸

O 适用者：消化性溃疡者　**X 不适用者：**肾结石患者、易腹泻者

🍎 苋菜为什么能改善胃病？

1 苋菜含有丰富的膳食纤维，能增加食物在胃肠中的黏稠度，中和胃酸，还可清热、润肠、通便，预防便秘。

2 苋菜具有解毒的功效，是很好的天然解毒剂，可滋阴、润燥，改善因胃火旺盛引起的痔疮便血、溃疡、尿道炎等。

⚙ 苋菜主要营养成分

1 苋菜能促进肠道蠕动，其膳食纤维含量丰富，钾含量也很高，每100克苋菜（绿）中含有207毫克钾。

2 苋菜分红色和绿色两种，两者皆富含铁，每100克绿苋菜中含有5.4毫克铁，而每100克红苋菜中的铁含量为2.9毫克，对溃疡患者而言，是补血的好食材。

🍷 苋菜食疗效果

1 《本草纲目》记载，苋菜有清热、凉血、利尿、解毒的功效，可改善因心火旺盛引起的口干舌燥、热毒及尿道红肿发炎等症状。

2 苋菜有止血、止痛的功效；红苋菜的根茎汁液对牙痛、筋骨损伤有疗效。

3 苋菜中的钙含量高；所含的蛋白质中赖氨酸较多，对生长发育中的婴儿或对牛奶过敏的青少年来说，苋菜可补充体内不足的赖氨酸，对其生长发育有帮助。

☀ 苋菜食用和保存方法

1 苋菜性质寒凉，虚寒体质者食用时，可以搭配姜一同烹炒，调和属性。也可和小鱼煮成苋菜鱼羹，打汁饮用也不错。

2 有贫血症状的人，在烹调苋菜时，可加入肉类等富含蛋白质的食物，以促进铁吸收。

3 苋菜的叶片细腻，不耐保存，可用纸张包裹后放入冰箱，以防水分流失，食用时宜摘除根部，可减少农药污染。

🩺 苋菜食用注意事项

苋菜中的草酸含量高，肾结石患者不宜过量食用；易腹泻者也不宜食用。

姜味苋菜鸡丝

提振食欲＋预防贫血

材料：
绿苋菜300克，姜末10克，鸡肉丝100克，辣椒丝适量

调味料：
酱油1小匙，香油适量，胡椒粉少许

做法：

❶ 绿苋菜洗净切段，放入沸水中氽烫至熟后捞出；鸡肉丝氽烫至熟后捞出。

❷ 将姜末和调味料混合均匀，倒入氽烫好的绿苋菜段和鸡肉丝中，加入辣椒丝拌匀即可。

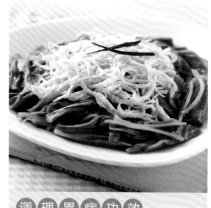

调理胃病功效

　　急性出血性胃炎患者容易发生缺铁性贫血，应多食用富含铁的食物。苋菜富含铁，可预防此类症状的发生，还能提振食欲。

苋菜银鱼羹

缓解腹泻＋补钙消炎

材料：
绿苋菜150克，鲥仔鱼80克，大蒜1瓣，凉开水60毫升，水淀粉适量

调味料：
橄榄油2小匙，盐1/2小匙，香油适量

做法：

❶ 绿苋菜洗净，切段；鲥仔鱼冲洗后沥干；大蒜拍碎去皮备用。

❷ 热锅放橄榄油，爆香大蒜末，放入绿苋菜段拌炒，再放入凉开水煮沸后转小火。

❸ 放入鲥仔鱼、盐、香油，以水淀粉勾芡，再次煮沸即可。

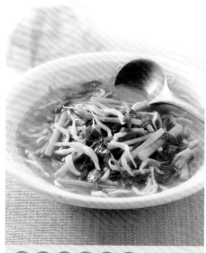

调理胃病功效

　　绿苋菜、红苋菜都富含铁和钙，中医认为，其具有清热利湿、缓解腹泻、消炎的功效，对胃病患者来说，是很好的钙补充来源。

红薯叶

健胃有效成分
维生素A、
膳食纤维

食疗功效
健胃清肠、
抗菌防癌

- **别名**：地瓜叶、甘薯叶、番薯叶
- **性味**：性平，味甘
- **营养成分**：
  蛋白质、膳食纤维、维生素A、维生素B₁、维生素C、钙、磷、铁、钾、锌、β-胡萝卜素、叶绿素、烟酸

○ 适用者： 便秘、痔疮、肠癌患者　**✗ 不适用者：** 肾结石患者

🍎 红薯叶为什么能改善胃病？

1 红薯叶含有大量的维生素A、维生素C，有助于强化消化器官黏膜，防止病菌入侵。

2 红薯叶中的维生素A具有修补上皮组织细胞的功效，可保持胃肠黏膜表层的润滑、健康，对于紧张性胃溃疡患者还有缓解压力的作用。

3 红薯叶中的β-胡萝卜素可以转化为维生素A，能防止亚硝胺类化合物生成，多摄取有助于防治胃癌。

4 红薯叶中的膳食纤维含量高，并容易消化，即使胃肠功能较弱者也能食用。

🌞 红薯叶主要营养成分

1 红薯叶是低热量、高纤维的蔬菜，维生素A含量丰富，有保护消化器官黏膜不萎缩的作用。

2 红薯叶的铁含量丰富，有助于缓解疲劳、放松心情。

🐨 红薯叶食疗效果

1 红薯叶中所含的β-胡萝卜素，会在体内经肝脏代谢后转变成维生素A，其能保护细胞不受自由基的侵害，同时启动体内的免疫系统，维持呼吸系统和黏膜健康。

2 色泽深绿的红薯叶含有丰富的叶绿素，能协助清除体内代谢产物，改善循环和消化，也能保护、修复胃黏膜，改善胀气、口臭等的症状。

🌞 红薯叶食用方法

1 红薯叶不论汆烫后蘸酱汁食用，还是炒食都很美味，但不宜生吃，以免造成消化不良。

2 烹调红薯叶宜用油炒，避免其抗氧化物大量流失。即使水煮，时间也不宜过久，以免其中的营养成分被破坏。

🏥 红薯叶食用注意事项

1 便秘、痔疮、肠癌患者宜多吃。

2 肾结石患者不宜过量食用。

银芽拌时蔬

清胃肠＋预防肠癌

材料：
红薯叶150克，豆芽50克，红葱头末、大蒜末各适量，红椒1/2个，红薯泥1大匙

调味料：
酱油膏、水各1小匙

做法：

❶ 红薯叶、豆芽氽烫，冰镇后备用；红椒去蒂去籽，洗净，切丝。

❷ 酱油膏加水，和大蒜末、红葱头末、红薯泥拌匀，制成酱料。

❸ 将调好的酱料淋在红薯叶、豆芽、红椒丝上，搅拌均匀即可。

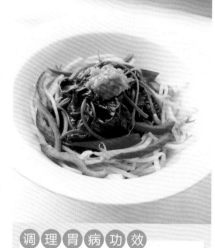

调理胃病功效

豆芽所含纤维有助于排出宿便，预防肠癌；红薯则可安神、解毒、清胃肠；红薯叶富含维生素A，具有保护消化器官黏膜的功效。

蒜香红薯叶

保护黏膜＋解压抗癌

材料：
红薯叶300克，大蒜末1大匙，蒜酥、葱花各适量

调味料：
酱油1大匙，糖1/2小匙，蚝油、香油各1小匙

做法：

❶ 红薯叶洗净，切段，氽烫至熟捞出。

❷ 将红薯叶段和大蒜末、酱油、蚝油、香油、糖拌匀，撒上蒜酥和葱花装饰即可。

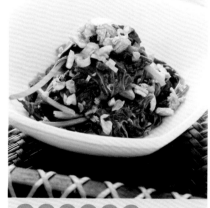

调理胃病功效

红薯叶富含维生素A、维生素C、维生素E，具有保护消化器官黏膜、改善胃溃疡症状、缓解压力的功效；还含大量多酚类化合物，能预防癌症。

提示 清热解毒，缓解消化性溃疡疼痛

芥蓝菜

健胃有效成分
芦丁、维生素A、
B族维生素、维生素C

食疗功效
健胃整肠、
促进消化

- **别名：** 芥蓝、格蓝菜、绿叶甘蓝、佛光菜
- **性味：** 性平，味甘
- **营养成分：**
  蛋白质、膳食纤维、维生素A、维生素B₁、维生素B₂、维生素C、钙、磷、铁、钾、类胡萝卜素、芦丁、烟酸、奎宁

O 适用者： 一般人、消化性溃疡患者　　**X 不适用者：** 甲状腺肿大、性功能障碍者

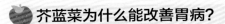

芥蓝菜为什么能改善胃病？

1 芥蓝菜中的膳食纤维、维生素A含量丰富，能保护胃肠黏膜细胞。

2 芥蓝菜脆嫩微甘的口感可刺激唾液和胃酸分泌，促进食物消化，缩短食物在胃中停留的时间，促进肠道蠕动，快速排空体内代谢产物。

3 芥蓝菜中含有奎宁，它是抗疟药物，有稳定神经、抑制消化性溃疡疼痛的作用。

芥蓝菜主要营养成分

1 芥蓝菜的膳食纤维含量丰富，连花薹的部分都能食用，是通肠利便、促进消化的优质食材。

2 芥蓝菜的维生素A含量高于一般绿色蔬菜，其可预防胃黏膜萎缩。

芥蓝菜食疗效果

1 芥蓝菜有解毒、清喉、止喘、强健筋骨的作用。

2 芥蓝菜所含的维生素A、类胡萝卜素可保护视力，也有抗氧化、抑制细胞癌变的作用，可预防大肠癌、食管癌。

芥蓝菜食用方法

1 芥蓝菜有开黄花或白花，以及粗梗、细梗的区别，粤菜里的烫芥蓝用的多是粗梗黄花芥蓝菜，虽然这种芥蓝菜带点苦味，但脆嫩可口。

2 除了氽烫，芥蓝菜也可以和猪肉、牛肉片一起快炒，香而不腻。

3 因芥蓝菜含有机碱，故吃起来稍带苦味，怕苦的人在烹调时，加点糖或米酒即可减轻苦味。

芥蓝菜食用注意事项

1 芥蓝菜有清热、通肠的功效，但一次食用太多或食用过于频繁，容易消耗元气；长期大量食用，可能有抑制性激素分泌的不良反应。

2 芥蓝菜含有易干扰甲状腺素分泌的微量元素，患有甲状腺肿大的人，应酌情适量食用。

芥蓝牛肉

调节黏膜功能＋预防胃癌

材料：
芥蓝菜200克，牛肉片100克，红椒片20克，大蒜1瓣

调味料：
酱油、米酒各1大匙，橄榄油2小匙，盐1/2小匙

做法：

1. 芥蓝菜洗净，切段；大蒜去皮，切末；牛肉片拌入酱油、米酒，腌渍约20分钟。
2. 起锅放1小匙橄榄油爆香大蒜末，放入红椒片、芥蓝菜段快速拌炒几下，盛出备用。
3. 锅中放1小匙橄榄油再加热，放入腌渍好的牛肉片炒熟，放入炒好的蔬菜和盐拌匀即可。

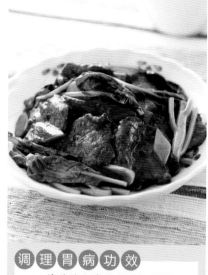

调理胃病功效

芥蓝菜含有丰富的维生素A，可以调节黏膜的功能，预防消化器官黏膜萎缩，降低胃溃疡、胃癌发病率。

蒜香芥蓝

促进胃肠蠕动＋促进消化吸收

材料：
芥蓝菜300克，大蒜2瓣

调味料：
橄榄油、蚝油各2大匙，糖2小匙，米酒1小匙

做法：

1. 将芥蓝菜洗洗，氽烫，捞起后以凉水冲凉；大蒜去皮，切末。
2. 橄榄油入锅烧热，将大蒜末爆香，加入芥蓝菜热炒，再加入其余调味料炒匀即可，可根据自己的喜好摆盘装饰。

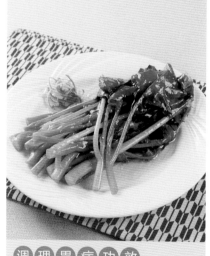

调理胃病功效

芥蓝菜富含膳食纤维，能促进食物在人体内的消化、吸收，缩短食物在胃中滞留的时间，促进胃肠蠕动，排出体内代谢产物。

菠菜

健胃有效成分
膳食纤维、铁、类胡萝卜素

食疗功效
增强体力、健脾和胃

- 别名：菠薐、飞龙菜、赤根菜、波斯菜
- 性味：性寒，味甘
- 营养成分：
  蛋白质、膳食纤维、维生素A、维生素B_1、维生素B_2、维生素C、维生素K、钙、锌、铁、钾、类胡萝卜素、叶酸、烟酸

○ 适用者： 一般人，便秘、口角溃烂发炎、贫血者　　**✗ 不适用者：** 肾结石患者

🍎 菠菜为什么能改善胃病？

1 菠菜所含膳食纤维能中和胃酸，加速食物排出，促进肠道蠕动，改善便秘，预防大肠癌的发生。

2 胃溃疡、十二指肠溃疡、痔疮出血患者，可多食用菠菜，以吸收铁，加强造血功能。

3 菠菜的属性虽然偏凉，但其营养十分丰富，对胃、肠、肺都有补益作用，在润肠、开胃、解毒的同时，也能够养血、滋润五脏。

☀ 菠菜主要营养成分

1 每100克菠菜中含有1.7克膳食纤维和0.04毫克维生素B_1，能清除体内有害物质，消除疲劳。

2 菠菜富含维生素C，能增强人体免疫力，降低患癌率。

3 菠菜的钠、铁、钾、镁、锌等矿物质含量丰富，每100克菠菜中含85.2毫克钠、2.9毫克铁、58毫克镁、0.85毫克锌，经常食用有助于预防贫血、排水利尿。

🔒 菠菜食疗效果

1 菠菜富含维生素A、B族维生素、类胡萝卜素，可保护视网膜、皮肤黏膜，预防视力退化、夜盲症，同时也可延缓细胞衰老，抑制肿瘤发生。

2 菠菜含有丰富的钙、铁、维生素K，和猪肝一同烹调，有很好的补血、明目的效果。

☀ 菠菜食用方法

1 菠菜不耐热炒，不论凉拌或快炒，见其变色微软即可捞起，以免叶绿素和维生素C流失过多。

2 在烹煮菠菜时，可放入一些柠檬汁，以促进菠菜中的铁被人体吸收。

3 做过胃部手术者和胃出血患者，宜将菠菜搅碎后食用，以免膳食纤维伤胃。

✚ 菠菜食用注意事项

菠菜含有草酸，和豆腐、坚果类食物一同食用时，可先将菠菜用热水焯一下，以免影响人体对钙的吸收。

翡翠牛肉羹

增进食欲＋防治神经性胃炎

材料：
菠菜、牛肉末各100克，鸡蛋1个，凉开水500毫升

腌料：
酱油、米酒各1小匙，淀粉1/2小匙，白胡椒粉1/4小匙

调味料：
盐1/2小匙，香油适量

做法：
1. 菠菜洗净，切碎；鸡蛋打散成蛋汁；牛肉末用腌料拌匀，腌渍约20分钟。
2. 取锅加凉开水煮沸，加牛肉末、菠菜碎拌匀。
3. 汤煮沸时打入蛋汁拌匀，加盐和香油即可。

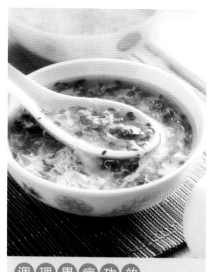

调理胃病功效

菠菜含有维生素C，可缓解精神压力，降低神经性胃炎的发病率；所含锌则可刺激味觉，进而达到增进食欲的效果。

蚝油菠菜

增强免疫力＋清除有害物质

材料：
菠菜200克，白芝麻10克

调味料：
蚝油1大匙

做法：
1. 菠菜洗净，汆烫后捞出，切成长段摆盘。
2. 在菠菜段上淋上蚝油，撒上白芝麻，拌匀即可食用。

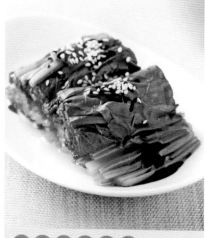

调理胃病功效

菠菜富含维生素A、维生素C，可增强免疫力；富含叶绿素和膳食纤维，能清除胃肠内的有害物质，降低胃病发病率。

川七

健胃有效成分
黏蛋白、
维生素A

食疗功效
增进食欲、
促进消化

- 别名：落葵薯、藤三七、藤子三七、洋落葵
- 性味：性温，味微苦
- 营养成分：
  黏蛋白、膳食纤维、叶绿素、钙、钾、磷、镁、铜、钡、皂苷、维生素A、维生素B_1、维生素B_2、维生素C

○ **适用者：** 一般人，胃肠功能不佳、贫血者　✗ **不适用者：** 孕妇

🍎 川七为什么能改善胃病？

1 川七含有丰富的维生素A、维生素B_1、维生素B_2，有保护消化器官、促进神经干细胞分化、缓解精神压力的食疗效果。

2 川七的叶片煮熟后，会分泌一种黏稠的成分，对消化道有润滑和保护作用。

3 川七含有的特效成分能修复肝脏受损细胞，减轻酒精对肝脏的损害，并有抗炎和预防胃溃疡发生的功效。

😊 川七主要营养成分

1 川七含有丰富的维生素C，维生素C对修复胃黏膜有帮助。

2 川七是含铁量较高的食材，低于等量的苋菜，但高于等量的菠菜，有活血、化瘀和补血的作用。

🦷 川七食疗效果

1 川七的嫩叶、珠芽、根状茎都具有一定的药用价值，可作主料或配料，经炒制或凉拌，制作成药膳食用。

2 民间最常用姜丝炒川七，或者用小鱼干和川七搭配，对手脚易冰凉、气血不畅的女性，有活血、补血，预防骨质疏松症的功效。

3 川七有保肝、抗癌、消炎的功效，还有预防胃病、糖尿病的食疗效果。

☀ 川七食用方法

1 川七非常容易栽种，只要在日照、水分均充足的环境下，用沙质土壤种植即可，在家里就可自行栽种。食用时宜摘取叶片肥厚的川七，较为可口。

2 川七清洗后快炒，是最常见的做法，和肉类一同烹调也不错。

🩺 川七食用注意事项

1 川七有止血散瘀、消肿止痛的功效，可改善子宫收缩不良、产后瘀血等症状，适合产后妇女坐月子食用。

2 川七可通筋络、活气血，孕妇不宜食用。

清炒川七

保护消化器官＋提振食欲

材料：
川七叶200克，姜10克

调味料：
橄榄油2小匙，米酒1小匙，盐1/2小匙

做法：
❶ 川七叶洗净；姜洗净，切薄片备用。
❷ 热锅放橄榄油，爆香姜片后，放入川七叶快炒，加入米酒和盐炒匀即可。

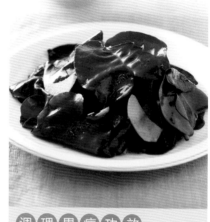

（调 理 胃 病 功 效）

　　川七含有丰富的维生素A、维生素B_1、维生素B_2，可保护消化器官，缓解压力，改善食欲不振。中医认为，姜有健胃祛寒的功效。

蚝油炒川七

预防胃溃疡＋消炎

材料：
川七叶100克，姜10克

调味料：
橄榄油、蚝油各1小匙

做法：
❶ 川七叶洗净；姜洗净，切丝备用。
❷ 锅中放橄榄油烧热，加入姜丝爆香，放入川七叶翻炒至熟。
❸ 将炒好的川七叶盛盘，淋上蚝油即可。

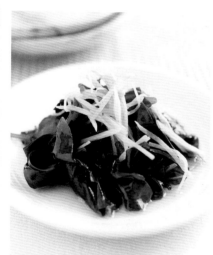

（调 理 胃 病 功 效）

　　川七含有皂苷成分，能修复肝脏受损细胞，并能消炎；其黏稠成分对消化道有润滑和保护作用，可降低胃溃疡的发病率。

茼蒿

健胃有效成分
蒎烯、
B族维生素

食疗功效
提振食欲、
促进消化

- 别名：春菊、蓬蒿
- 性味：性平，味甘、辛
- 营养成分：
  膳食纤维、维生素A、B族维生素、维生素C、维生素E、维生素K、
  β-胡萝卜素、钙、钾、磷、铁、钠、镁、锌、硒、叶酸

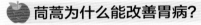

O 适用者：消化不良、食欲不振者　**✗ 不适用者：**容易腹泻、虚寒体质者

🍎 茼蒿为什么能改善胃病？

1 唐朝孙思邈所著《千金要方》中记载茼蒿能"清心、养脾、利肠胃"。茼蒿为菊科植物，含挥发性物质蒎烯和胆碱，吃起来有股菊花般的清香，可清心醒脑、增加唾液分泌，提振食欲。

2 茼蒿含有多种氨基酸、β-胡萝卜素、B族维生素，有稳定情绪、缓解焦虑的作用，可使胃肠黏膜功能维持正常，有益于食物的消化、吸收。

茼蒿主要营养成分

1 茼蒿中的维生素A含量丰富，能保护消化器官黏膜，预防溃疡；其所含的维生素K有抗凝血效果。

2 茼蒿的B族维生素含量丰富，有安神醒脑、清心定神的功效。

3 茼蒿中的硒含量是等量猕猴桃的2.1倍，能强化胃肠功能，增强人体抵抗力。

4 每100克茼蒿中钙的含量为73毫克。

🥫 茼蒿食疗效果

1 茼蒿含有丰富的膳食纤维，连根茎都能食用，有通肠利便的功效。

2 茼蒿能消积食、去油腻，促进体内新陈代谢。每100克茼蒿中含有220毫克钾、161.3毫克钠，能调节体内水分，消除水肿。

☀ 茼蒿挑选和食用方法

1 茼蒿可凉拌、炒食或涮火锅，很适合胃肠功能不好的人食用。

2 茼蒿和鸡蛋、肉类同炒，可以促进人体对茼蒿中维生素A、维生素K的吸收。

3 市售茼蒿有不同品种，以植株挺直、叶色青绿者为佳。

✚ 茼蒿食用注意事项

1 虚寒体质的人不宜生食或过量食用茼蒿，以免出现腹泻。

2 高血压、高血脂患者，可以将茼蒿和水果搭配打汁生饮。

茼蒿蛋花汤

预防溃疡＋保护胃黏膜

材料：
茼蒿300克，鸡蛋1个，海带段10克，凉开水
500毫升

调味料：
低钠盐1/4小匙，胡椒粉1/6小匙

做法：

❶ 将凉开水放入锅中煮沸，再加入海带段以小
火熬煮20分钟。

❷ 鸡蛋打散，加入汤汁中煮熟。

❸ 加入洗净的茼蒿、低钠盐和胡椒粉搅拌均
匀，略煮即可。

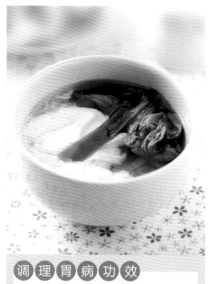

调 理 胃 病 功 效

　　茼蒿含有β-胡萝卜素、B族
维生素，可维持胃肠道黏膜正常功
能；海带富含多糖，可保护胃黏
膜，减少溃疡的发病率。

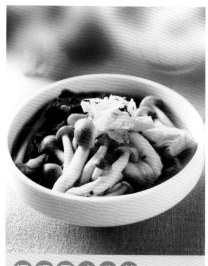

调 理 胃 病 功 效

　　茼蒿含有丰富的β-胡萝卜素，
可以保护人体器官黏膜，增强免
疫力；其独特的香味来自挥发性物
质，可增强胃肠功能，促进消化。

鸿喜菇拌茼蒿

增强胃肠功能＋促进消化

材料：
茼蒿、鸿喜菇各100克，柴鱼片10克，高汤
100毫升

调味料：
酱油1大匙，盐1/2小匙

做法：

❶ 茼蒿洗净，取菜叶切成段；鸿喜菇洗净剥
散，沥干水分备用。

❷ 高汤倒入锅中煮沸，加入酱油和盐调匀。

❸ 加入茼蒿段和鸿喜菇，略煮后熄火，再拌入
柴鱼片即可。

韭菜

健胃有效成分
膳食纤维、蒜氨酸、维生素A、B族维生素

食疗功效
提振食欲、预防便秘

- 别名：起阳草、长生草、扁菜、洗肠草
- 性味：性温，味甘
- 营养成分：
膳食纤维、维生素A、B族维生素、维生素C、维生素E、维生素K、类胡萝卜素、钙、钾、镁、铁、锌、硒、泛酸、硫化丙烯、蒜氨酸

○ **适用者**：便秘、痔疮、性功能障碍者　✗ **不适用者**：年长者、胃病患者、消化功能较弱者

🍎 韭菜为什么能改善胃病？

1 韭菜性温、味甘，能益气活血、降火，且含有丰富的维生素A，可调节人体消化器官黏膜的代谢和黏液分泌，保护胃肠道。

2 韭菜所含B族维生素有保护胃肠黏膜、抗细胞氧化的功效。

3 韭菜独特的辛香辣味来自具有挥发性的硫化丙烯、蒜氨酸，能增强体内细胞的免疫功能，不仅对痢疾杆菌、大肠杆菌、葡萄球菌有抑制作用，还能抑制癌细胞的生长，胃癌、直肠癌、结肠癌患者可多吃韭菜，以增强抵抗力。

😊 韭菜主要营养成分

1 韭菜中的膳食纤维能促进肠道蠕动。

2 韭菜的维生素B_2含量大约是等量胡萝卜的2倍，能提振精神。

3 韭菜中特殊的硫化丙烯、蒜氨酸具有杀菌效果。

🦷 韭菜食疗效果

1 中医认为，韭菜有开胃、提神、壮阳、行气、解毒的功效，对反胃呕吐、打嗝不止、尿血、痔疮和阳痿等有很好的食疗效果。

2 韭菜所含的B族维生素、锌、硒等微量元素，能促进体内激素的生成，维持神经系统功能，使人不易疲倦、焦躁，对由神经紧张引起的胃溃疡、十二指肠溃疡症状有缓解作用。

☀ 韭菜食用方法

1 韭菜生吃，可保留其中更多的杀菌成分；熟食宜大火快炒，以免降低功效。

2 韭菜可和鸡蛋、肉类一同烹调，以增加蛋白质的吸收利用率。

🧑‍⚕️ 韭菜食用注意事项

1 视力不佳或常便秘的人，可多吃韭菜；银发族、消化功能较弱者不宜多吃。

2 韭菜的膳食纤维含量高，胃病患者不可大量食用。

糖醋韭菜煎蛋

保护胃肠黏膜 + 预防胃溃疡

材料：
韭菜段100克，鸡蛋3个，凉开水30毫升

调味料：
橄榄油2小匙，酱油、醋各1大匙，糖1小匙，水淀粉、香油各适量

做法：

❶ 热锅放橄榄油烧热，放入韭菜段炒香，倒入打散的蛋汁煎熟后盛盘。

❷ 另取锅，倒入凉开水煮沸，放入糖、酱油、醋煮至再度沸腾后，加水淀粉勾芡，加入香油拌匀。

❸ 将汤汁淋在韭菜蛋饼上即可。

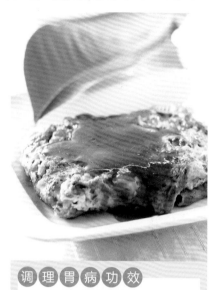

调理胃病功效

　　韭菜富含维生素A，可调节人体消化器官黏膜的代谢和黏液分泌，避免黏膜萎缩，降低胃溃疡和胃癌发病率。

韭菜炒三丝

放松神经 + 保护胃壁

材料：
韭菜段、豆干丝各100克，青蒜1根，猪里脊肉丝、胡萝卜丝各30克

调味料：
橄榄油2小匙，酱油1大匙，米酒1小匙，香油适量

做法：

❶ 猪里脊肉丝放入米酒中，加1/2大匙酱油拌匀，腌渍约10分钟；青蒜洗净，切段，将蒜白段和蒜绿段分开。

❷ 橄榄油入锅烧热，爆香蒜白段、胡萝卜丝、韭菜段，放入猪里脊肉丝、豆干丝、蒜绿丝快炒。

❸ 加入剩余酱油、香油拌匀即可。

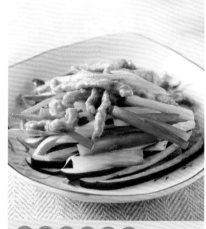

调理胃病功效

　　韭菜富含维生素B1、维生素C，可放松神经，对胃病患者来说，能保护胃黏膜，降低胃溃疡发病率。韭菜搭配肉类，可提高维生素A的吸收率。

提示 多糖可保护胃壁，预防便秘

秋葵

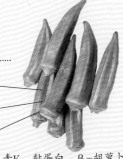

健胃有效成分
β-胡萝卜素、
黏蛋白、果胶

食疗功效
健胃整肠、
促进消化

- **别名**：黄秋葵、黄蜀葵、羊角豆、食香槿
- **性味**：性平，味甘
- **营养成分**：
膳食纤维、维生素A、B族维生素、维生素K、黏蛋白、β-胡萝卜素、钙、磷、铁、钾、镁

○ 适用者：一般人，消化系统疾病、便秘患者　　**✗ 不适用者**：虚寒体质者

秋葵为什么能改善胃病？

1 切开秋葵时会有黏液流出，此黏液是一种糖聚合体，含有水溶性果胶和黏蛋白，可在消化道内形成保护膜，保护胃壁和肠道不被过多胃酸侵蚀。

2 秋葵所含的维生素A可促进黏膜愈合，对溃疡患者有润滑胃壁、肠道，助消化的益处。

3 秋葵含有维生素B1、维生素B2、叶酸，可维持神经功能正常，预防黏膜发炎。

4 秋葵含有维生素K，可强化骨骼，促进血液凝固，有止血的功效。

秋葵主要营养成分

1 秋葵营养丰富，热量低，膳食纤维含量为等量西蓝花的几倍。

2 秋葵维生素B2的含量丰富，可补充因精神压力消耗的维生素。

3 每100克秋葵中钙的含量达100多毫克，是等量菠菜的1倍多。

4 秋葵含烟酸和镁，有助于稳定情绪；同时还含有丰富的磷、铁等矿物质。

秋葵食疗效果

1 秋葵含维生素A、B族维生素、维生素K，其黏液含果胶、黏蛋白，可保护消化器官黏膜，清除代谢产物。

2 秋葵所含β-胡萝卜素、B族维生素，有抗衰老、维持神经功能正常、预防嘴角破裂发炎、保护胃肠道黏膜的作用。

秋葵挑选和食用方法

1 秋葵以饱满、有光泽、密布细毛者为佳，其口感较为脆嫩。

2 秋葵可煮汤或凉拌，烹调前宜先去蒂，以盐搓除表面细毛，再放入加盐的沸水中汆烫，然后蘸酱食用。

秋葵食用注意事项

不宜用铁器或铜器煮食，否则会使秋葵变黑，影响其营养价值和外观。

核桃炒秋葵

清除废物＋净化肠道

材料：
秋葵150克，核桃仁8克，竹笋80克，大蒜1瓣

调味料：
橄榄油1小匙，盐、糖各1/2小匙

做法：

❶ 竹笋和秋葵洗干净，竹笋去皮切丝，秋葵去蒂切成厚片；大蒜去皮拍碎。

❷ 锅中放橄榄油烧热，放入竹笋丝和秋葵片一起拌炒，加入大蒜碎、盐和糖一起炒熟。

❸ 放入核桃仁一起拌炒即可。

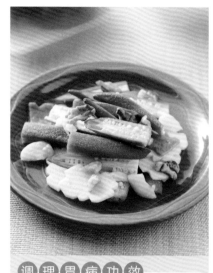

调理胃病功效

秋葵的黏液含水溶性果胶和黏蛋白，在消化道会形成保护膜，能避免溃疡发生；竹笋中的膳食纤维能清除废物、净化肠道。

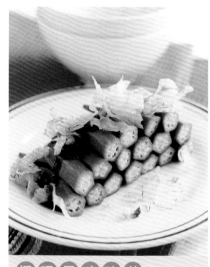

调理胃病功效

秋葵富含维生素A、维生素C，黏液中含果胶和黏蛋白，能助消化、保护胃壁；亦含维生素B$_1$，可避免消化不良或食欲不振。

凉拌秋葵

保护胃壁＋提振食欲

材料：
秋葵200克，姜末10克，柴鱼片适量

调味料：
蚝油1大匙，橄榄油1小匙，香油适量

做法：

❶ 秋葵洗净，去蒂切段，放入沸水中烫熟，沥干备用。

❷ 将调味料和姜末调匀后，放入秋葵中拌匀，再撒上柴鱼片即可。

芦笋

健胃有效成分
维生素A、B族维生素、谷胱甘肽

食疗功效
清热解毒、利尿安神

- **别名：** 芦尖、露笋、石刁柏、龙须菜
- **性味：** 性寒，味甘
- **营养成分：**
  膳食纤维、维生素A、B族维生素、维生素C、维生素K、β-胡萝卜素、天门冬酰胺、芦丁、皂苷、钾、谷胱甘肽

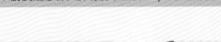

○ 适用者： 便秘、膀胱癌患者，肝功能不全者　　**✗ 不适用者：** 痛风、泌尿道结石患者

芦笋为什么能改善胃病？

1 芦笋含有β-胡萝卜素，能保护细胞膜不受自由基侵害。

2 芦笋中含量丰富的维生素A能维持上皮组织功能，防止消化器官黏膜被病菌感染、损伤，维持消化功能正常运作。

3 芦笋含有丰富的膳食纤维，能促进肠道蠕动，使排便顺畅。

4 芦笋所含天门冬酰胺、钾和谷胱甘肽具有调节机体代谢功能、提高免疫力、保护肝脏的功效，还能维护消化器官健康。

芦笋主要营养成分

1 芦笋富含膳食纤维，能促进消化；其所含叶酸有安定神经、缓解压力的作用。

2 芦笋中烟酸的含量约是等量卷心菜的3倍，可维持消化道功能正常。

3 芦笋中含有的β-胡萝卜素、皂苷、芦丁，能维护黏膜活力、抗氧化，提高消化器官抗癌的能力。

芦笋食疗效果

1 芦笋所含叶酸能促进细胞增生，预防神经失调、口腔黏膜溃烂，也有稳定情绪的作用。

2 芦笋含有天门冬酰胺，具有降血压、抗消化性溃疡及缓解胃功能障碍等的功效。

3 芦笋富含钾元素，能促进体内水分和废物的代谢，将多余盐分排出体外，可清胃肠、利尿、消水肿。

芦笋挑选和食用方法

1 芦笋应挑选鳞片紧密、茎挺直粗壮、未长腋芽者，其水分较多且甘甜。白芦笋适合炖汤、做成沙拉，绿芦笋的维生素A含量较丰富。

2 芦笋不宜生吃，但也不宜久煮，以免所含叶酸被破坏，失去营养价值。

芦笋食用注意事项

芦笋嘌呤含量高，患有痛风、泌尿道结石的人应避免食用。

芦笋土豆蛋沙拉

保护黏膜 + 缓解疲劳

材料：
芦笋200克，土豆1个，鸡蛋3个

调味料：
盐1小匙，无蛋沙拉酱3大匙、黑胡椒粉适量

做法：
❶ 芦笋洗净去除根部，切段；土豆洗净去皮，切块；鸡蛋加水煮约7分钟至熟后，剥壳切丁备用。

❷ 锅加水煮沸，将芦笋段烫熟后捞出，再将土豆块煮至熟软后捞出。

❸ 将土豆块捣成泥，拌入芦笋段、鸡蛋丁、盐、黑胡椒粉和无蛋沙拉酱即可。

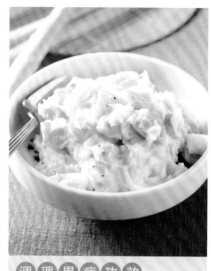

调理胃病功效
　　芦笋富含维生素A，可保护消化器官黏膜；其所含天门冬酰胺对缓解疲劳、降血压效果甚佳，还能保护中枢神经系统，缓解焦虑情绪。

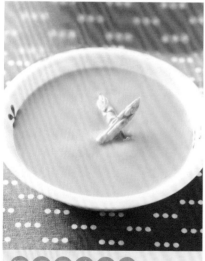

调理胃病功效
　　芦笋含β–胡萝卜素、皂苷、芦丁，能维护黏膜健康，提高抗癌活力；牛奶富含蛋白质，对胃黏膜有很好的修护作用。

奶香芦笋浓汤

修复胃黏膜 + 抗癌

材料：
芦笋6根，牛奶200毫升，凉开水50毫升

调味料：
盐适量

做法：
❶ 芦笋洗净切段，放入果汁机中打成泥。

❷ 锅中放凉开水煮沸，加牛奶再次煮沸。

❸ 将芦笋泥放入汤中，充分搅拌后略煮，加盐调味，盛碗后放上洗净的芦笋段装饰即可。

提示 促进胃肠吸收营养，预防前列腺肿大

西红柿

健胃有效成分
有机酸、维生素A、
维生素C

食疗功效
增进食欲、
利尿解毒

- **别名：**番茄、洋柿子、番李子、柑仔蜜

- **性味：**性微寒，味甘、酸

- **营养成分：**
膳食纤维、维生素A、维生素B₁、维生素B₂、维生素B₆、维生素C、芦丁、番茄红素、类胡萝卜素、有机酸、钠、钾、钙、磷、镁

〇 适用者：食欲不振、口腔常生疮者，肝炎患者　　**✗ 不适用者：**胃寒者、肾功能不全者

西红柿为什么能改善胃病？

1 西红柿含有枸橼酸和苹果酸，可刺激胃酸分泌，提振食欲，适当食用西红柿菜肴，可改善因胃肠疾病引起的胃口不佳、消化不良等症状。

2 西红柿含有丰富的维生素A，能维护上皮黏膜的健康，对消化系统也有保护作用。

3 西红柿中的维生素C具有抗氧化作用，能增强人体组织修复伤口、抵抗病菌的能力，有助于胃溃疡、十二指肠溃疡或慢性胃炎患者提高免疫力。

西红柿主要营养成分

1 西红柿是热量很低的蔬菜，热量只有红枣的一半，和西瓜热量差不多，但含有丰富的维生素A、B族维生素、维生素C、芦丁，以及具有防癌、抗氧化作用的番茄红素、类胡萝卜素、槲皮素。

2 西红柿含有丰富的有机酸，能增进食欲、促进肠道蠕动。

3 西红柿富含黄酮类物质，抗氧化效果十分显著。

西红柿食疗效果

1 西红柿中的维生素B₆可促进人体对脂肪和蛋白质的消化，因吃太饱或过于油腻而反胃、积食时，吃西红柿可改善消化不良等症状。

2 西红柿含有丰富的番茄红素，能清除体内自由基，抑制细胞衰老，还可抑制前列腺肿大，预防前列腺癌。

3 西红柿还含有抗氧化效果较佳的类胡萝卜素，堪称美容圣品。

西红柿食用方法

1 西红柿可生吃，但用油炒过的西红柿能更好地释放番茄红素。

2 避免食用未成熟的青西红柿，其所含龙葵素会引起恶心、无力等中毒症状。

西红柿食用注意事项

1 西红柿不宜和牛奶一起食用，否则遇到胃酸容易产生硬块，造成腹痛。

2 经加工的西红柿酱、西红柿汁，其中的钠含量较高，肾功能不全的人不宜多吃。

茄汁烩土豆

促进消化＋保护黏膜

材料：
西红柿120克，土豆80克，青豆仁30克，大蒜1头

调味料：
橄榄油、西红柿酱各1大匙，糖1小匙，盐1/2小匙

做法：
❶ 大蒜去皮，拍碎；西红柿、土豆（去皮）洗净，切块；青豆仁洗净，放入沸水中氽烫备用。

❷ 热锅放橄榄油，爆香大蒜碎，放入土豆块煎至外表微黄，续入西红柿块、青豆仁和其余调味料拌匀，以中小火炖煮约15分钟即可。

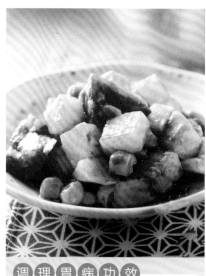

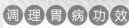

调理胃病功效

西红柿含有丰富的维生素A，土豆富含维生素C，具有保护和修复黏膜的功效，还能促进消化。此道菜肴对胃溃疡患者来说，是很好的调养食物。

西红柿炒蛋

修复黏膜

材料：
西红柿块100克，葱末10克，鸡蛋3个，凉开水20毫升

调味料：
橄榄油1大匙，西红柿酱2小匙，盐1/2小匙

做法：
❶ 鸡蛋打散成蛋液；热锅放橄榄油，把鸡蛋炒熟盛出。

❷ 用同一锅，放入西红柿块、其余调味料、凉开水，以中小火炖煮约3分钟。

❸ 将炒好的鸡蛋放入锅中拌匀，起锅前拌入葱末即可。

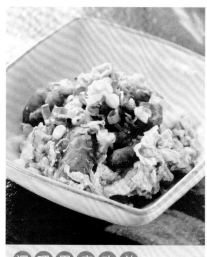

调理胃病功效

西红柿虽然能修复黏膜，但其性微寒，胃寒者不宜生食。加热后的西红柿性质转为平性，较适合胃病患者食用。

南瓜

健胃有效成分
B族维生素、
β-胡萝卜素

食疗功效
抗菌防癌、
防治糖尿病

- **别名：** 金瓜、番瓜、倭瓜、窝瓜
- **性味：** 性温，味甘
- **营养成分：**
膳食纤维、维生素A、B族维生素、维生素C、维生素E、
维生素K、β-胡萝卜素、钙、锌、磷、铁、钾、镁、硒

○ **适用者：** 一般人、抵抗力弱的中老年人　✗ **不适用者：** 身体湿热、易腹泻者，黄疸症患者

南瓜为什么能改善胃病？

1 南瓜所含B族维生素、β-胡萝卜素能缓和紧张的情绪，缓解因紧张引起的胃肠痉挛、疼痛不适。

2 经常处于高压的工作环境或生活节奏紧张的人，可常吃南瓜或南瓜子，以改善紧张情绪引发的胃部不适症状。

3 南瓜含有丰富的水溶性膳食纤维，在肠内可吸附有害物质，清除代谢产物；同时为肠道提供营养，调整肠道环境，延缓小肠对糖的吸收，抑制饭后血糖的上升速度，有预防消化道癌症、糖尿病的作用。

南瓜主要营养成分

1 南瓜富含维生素A、β-胡萝卜素，可保护消化器官黏膜，提高免疫力。

2 南瓜富含维生素E，每100克含0.36毫克维生素E，有助于稳定体内钾含量，安定神经。

南瓜食疗效果

1 南瓜能有效提高人体免疫力，它含有丰富的类胡萝卜素，包括可有效对抗胃癌、食管癌、直肠癌的β-胡萝卜素，具抗氧化功效的玉米黄质和能保护视网膜的叶黄素。

2 南瓜含有丰富的维生素A，能维持眼睛、器官黏膜的健康，对患有胃溃疡、十二指肠溃疡的人来说，是很好的食疗蔬菜。

3 南瓜富含水溶性膳食纤维，能刺激肠道蠕动，吸附肠道有害物质，促进排便，间接预防消化器官癌变。

4 南瓜子含锌、硒、镁等矿物质，配合亚麻油酸，可强化男性精液品质，对泌尿系统疾病、前列腺增生也有预防作用。

5 南瓜含有微量元素铬，能促进胰岛素分泌，降血糖，延缓小肠对糖的吸收；同时也有清除胆固醇、脂肪的作用。长期适量食用南瓜，对防治糖尿病也有一定的作用。

6 《本草纲目》记载，南瓜性温味甘，具有消炎止痛、解毒杀虫、化痰排脓、益肝安胎等功效。

☀ 南瓜食用和保存方法

1 南瓜中碳水化合物含量丰富，容易产生饱腹感，适合炖、煮、烤、炸；或者磨成泥，做成甜食、糕点。

2 南瓜富含类胡萝卜素，其中又以瓜瓤部位含量最高，烹调南瓜时，最好连南瓜皮、南瓜子一起煮食。

3 烹调南瓜时，应加点油，或者和肉类同煮，可促进脂溶性维生素A析出。

4 南瓜即使久放，营养素也不会流失。未切开的南瓜，放在通风良好的常温环境下，能保存1～2个月。

5 已剖开、吃不完的南瓜，最好去瓤，用保鲜膜包覆后存放于冰箱。

⚕ 南瓜食用注意事项

南瓜易引起腹胀，容易腹胀的人一次不要食用太多。

南瓜鸡肉米线

保护黏膜＋促进溃疡愈合

材料：
米线3小束，大蒜末10克，罗勒20克，南瓜丁、鸡肉末各100克，黄椒丁适量

调味料：
橄榄油2小匙，盐1小匙，酱油适量

做法：

❶ 米线放入沸水中煮熟，捞出放入冰水中浸泡备用。

❷ 热锅放橄榄油，爆香大蒜末，依序放入鸡肉末、南瓜丁、黄椒丁炒软，最后加入盐和罗勒拌匀。

❸ 将米线捞出，放入菜码，倒入酱油拌匀即可。

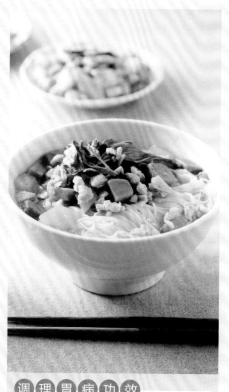

调理胃病功效

南瓜含果胶，能保护胃肠道黏膜，促进溃疡愈合，是胃溃疡患者很好的调养食物。但南瓜皮纤维较粗，胃溃疡患者不宜食用，以免伤胃。

奶香南瓜浓汤

预防胃癌＋提高免疫力

材料：
南瓜300克，鲜牛奶300毫升，松子仁30克，
高汤200毫升

调味料：
盐1小匙

做法：
1. 松子仁洗净沥干；南瓜洗净，去皮去瓤，切大块，放入蒸锅中以大火蒸至熟软，压成泥。
2. 将南瓜泥放入煮沸的高汤中拌匀，再加入鲜牛奶以小火煮沸。
3. 加入松子仁、盐调味拌匀即可。

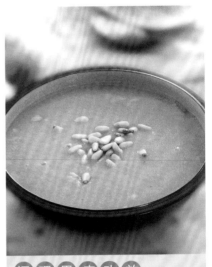

调理胃病功效

南瓜富含维生素A，能保护黏膜和皮肤，适合胃溃疡患者食用；亦含β－胡萝卜素，可以提高免疫力，预防胃癌。

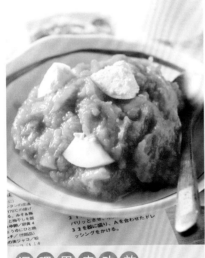

调理胃病功效

南瓜含维生素A和果胶，在保护胃黏膜、修复溃疡等方面具有很好的效果，是胃溃疡患者调理胃肠道不可多得的好食材。

奶酪南瓜泥

保护胃黏膜＋修复溃疡

材料：
南瓜150克，奶酪1片，鸡蛋1个

调味料：
盐、橄榄油各1小匙

做法：
1. 南瓜洗净，去皮去瓤，切块，放入锅中，大火蒸约20分钟，压成泥；鸡蛋放入沸水中煮约7分钟，剥壳切块备用。
2. 将盐、橄榄油、奶酪、南瓜泥、鸡蛋块趁热拌匀即可。

红枣桂圆炖金瓜

保护消化器官黏膜＋预防消化器官癌变

材料：
红枣、桂圆各20克，南瓜300克，凉开水200毫升，枸杞子、欧芹各适量

调味料：
盐1小匙

做法：

❶ 红枣、桂圆、枸杞子洗净沥干；南瓜洗净，去皮去瓤，切块；欧芹洗净。

❷ 汤锅加凉开水、红枣和桂圆，以大火煮沸。

❸ 加入南瓜块、枸杞子，煮沸后转小火煮2小时。

❹ 加盐调味后放上欧芹装饰即可。

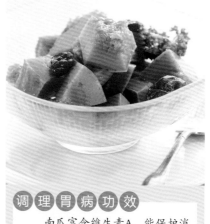

调理胃病功效

南瓜富含维生素A，能保护消化器官黏膜；所含水溶性膳食纤维可刺激肠道蠕动，吸附有害物质，促进排便，预防消化器官癌变。

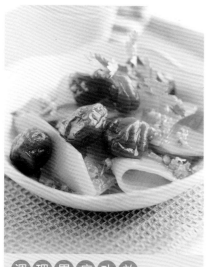

调理胃病功效

南瓜含有维生素A、B族维生素、维生素C，能修复黏膜、促进消化、保护胃壁。以紫苏梅、玫瑰醋调味，能提振胃病患者的食欲。

梅汁南瓜片

提振食欲＋修复黏膜

材料：
南瓜200克，紫苏梅5颗，香菜1根

调味料：
梅汁2小匙，玫瑰醋1小匙

做法：

❶ 南瓜去皮去瓤，洗净，切薄片；紫苏梅去籽；香菜洗净，切末。

❷ 南瓜片放入沸水中烫熟，取出后淋上梅汁和玫瑰醋拌匀。

❸ 撒上紫苏梅和香菜末即可。

提示 促进消化，抑制胃酸分泌

土豆

健胃有效成分
类胡萝卜素、
阿托品、烟酸

食疗功效
清除自由基、
调理脾胃吸收力

- **别名**：洋芋、马铃薯、
  山药蛋、洋山芋
- **性味**：性平，味甘
- **营养成分**：
  蛋白质、膳食纤维、B族维生素、维生素C、类胡萝卜素、钙、磷、
  铁、钾、镁、锌、硒、铬

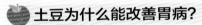

○ 适用者：胃病、消化不良、便秘患者　　✗ **不适用者**：肾病患者

🍎 土豆为什么能改善胃病？

1 土豆含有可以镇定神经的阿托品，是很好的制酸剂，能促进消化，缓解因精神紧张引起的胃痉挛、反胃、呕吐，还有抑制胃酸分泌的作用。

2 土豆富含维生素C，能提高免疫力，加速伤口愈合，亦可消炎、修复黏膜。因受淀粉包覆、保护，土豆中的维生素C即使经过较长时间的烹调，也不会流失过多，适合患有消化性溃疡、消化功能不好的人食用。

3 中医古籍记载，土豆入脾、胃经，能调和胃气，帮助脾正常运化、吸收，还有消炎、消肿的功效，对由慢性胃病、溃疡、消化不良、疲劳引起的精神倦怠有很好的食疗作用。

🔆 土豆主要营养成分

土豆含有多种可安定神经传导物质的营养成分，如维生素 B_1、维生素 B_6 等。

🍴 土豆食疗效果

1 土豆含丰富的烟酸，能增进肝脏代谢脂肪、蛋白质和糖类，维护神经系统健康，对慢性胃病、胃溃疡疼痛患者有保健的作用。

2 土豆中的抗性淀粉对癌细胞有一定的抑制作用；土豆皮所含的多酚类化合物可清除体内自由基，防止细胞突变，为极佳的防癌物质。

☀ 土豆食用方法

1 土豆蒸、煮、炒、炖汤皆宜，也能榨汁饮用。去皮后宜放在盐水中浸泡，以避免氧化。

2 土豆虽有抗癌功效，但应尽量避免高温油炸，以免其产生大量可致癌的氧化聚合物。

⚕ 土豆食用注意事项

已发芽或表皮发青的土豆不要吃，烹煮之前宜先削皮，避免摄入有毒的龙葵碱。

土豆炒牛肉

修复黏膜＋调养胃肠

材料：
土豆200克，胡萝卜50克，牛肉末150克，洋葱1/2个，高汤100毫升，罗勒叶适量

调味料：
橄榄油、酱油各1大匙，糖1小匙，盐1/2小匙，黑胡椒粒适量

做法：

❶ 土豆、胡萝卜洗净去皮，切丁；洋葱洗净，切末；罗勒叶洗净。

❷ 热锅放橄榄油，炒香洋葱末，依序放入牛肉末、胡萝卜丁和土豆丁炒香。

❸ 放入高汤和其余调味料煮沸，转小火炖煮至材料熟软，盛盘后放上罗勒叶装饰即可。

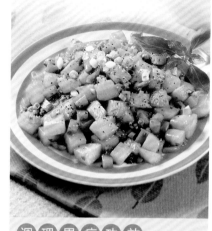

调理胃病功效

土豆富含的维生素C不怕高温，长时间加热也不易被破坏，其具有修复黏膜的功效，因此土豆对胃溃疡患者来说是很好的调养食物。

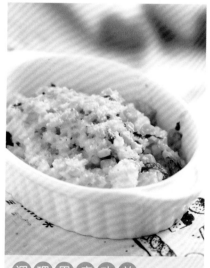

调理胃病功效

土豆含有微量的阿托品，能缓解胃痉挛和镇定神经，改善因紧张焦虑引起的胃肠不适。此道佳肴有促进消化的作用，可用来辅助治疗消化不良。

黄金玉米薯泥

缓解胃痉挛＋促进消化

材料：
土豆200克，桂圆肉30克，玉米粒100克

调味料：
黑糖1大匙

做法：

❶ 所有材料洗净沥干，土豆用刀轻划十字，桂圆肉切碎备用。

❷ 土豆烫熟，剥去外皮，捣碎，趁热加入桂圆肉碎和黑糖拌匀。

❸ 拌入玉米粒即可。

提示 滋养胃肠，促进代谢

山药

健胃有效成分
维生素A、多巴胺、黏蛋白

食疗功效
健胃整肠、稳定情绪

- 别名：淮山、山芋、山薯、薯药、薯蓣
- 性味：性平，味甘
- 营养成分：
  膳食纤维、多糖、维生素A、B族维生素、β-胡萝卜素、薯蓣皂苷、黏蛋白、多巴胺、钠、钾

○ 适用者： 一般人，肠易激综合征、胃肠手术后患者　**✗ 不适用者：** 燥热体质者

🍎 山药为什么能改善胃病？

1 山药含多巴胺成分，能改善情绪紧张引起的腹泻、溃疡症状。

2 患有肠易激综合征的人，常会在压力大时，出现频繁腹泻的情况，山药可补充体内多巴胺，增强抗压性，维持好心情；也可预防溃疡，缓解因情绪激动、肠道蠕动过快引起的腹泻。

3 山药含有胃蛋白酶、维生素A、多酚类化合物，能促进胃肠消化，促进新陈代谢；同时还有润滑结缔组织、保护器官黏膜、清除沉积在血管壁上脂肪的作用。

4 《本草纲目》记载，山药是一种能暖脾胃、益肾气、止泻、祛湿的食物；其对慢性胃肠炎、长期腹泻有治疗的作用，能缓解由精神紧张引起的消化不良，预防消化器官溃疡、痉挛。

🌀 山药主要营养成分

1 山药可滋补壮阳，在古代即被称作"神仙吃的食物"，含有多种消化酶，如淀粉酶、葡萄糖苷酶等。

2 山药含有具黏性的黏蛋白、甘露聚糖，有保护消化器官黏膜的作用。

3 山药富含维生素B_1，对神经组织及人的精神状态有明显的积极作用，能安定神经，缓解紧张情绪。

4 山药中糖类物质的含量大约只有等量芋头的一半，脂肪含量近乎为零。

🍖 山药食疗效果

1 山药含有丰富的消化酶，包括淀粉酶、葡萄糖苷酶，能促进人体将淀粉分解为易吸收的葡萄糖，调整代谢，帮助小肠消化和吸收。

2 山药中含有卵磷脂，有促进人体新陈代谢、增强细胞正常功能的作用，也能抑制自主神经功能失调、稳定情绪。

☀ 山药食用和保存方法

1 山药可以快炒、炖汤、烩羹。

2 煮食山药时，应避免烹调太久，如此才可吸收更多营养。

3 挑选长形山药时，以外皮光滑、坚硬、没有长根须、伤痕者为佳；挑选块状山药时，则以无碰伤和腐烂者为佳。

4 新鲜山药削皮、切开后容易褐化，建议吃多少、切多少，吃不完的新鲜山药可用保鲜膜密封，再用纸张包卷，放入冰箱保存。

5 如果是整个尚未切片的新鲜山药，可放在阴凉的室内存放。

✚ 山药食用注意事项

1 生食山药时，消化酶无法产生作用，淀粉比较不容易被消化，宜细嚼慢咽。

2 山药含有激素的前驱物质——薯蓣皂苷，会刺激体内雌激素分泌，不论男女，都不适宜过于频繁、大量地食用山药，以免造成男性出现乳房症，女性子宫内膜过度增生。

梅香山药

保护黏膜＋促进消化

材料：
山药300克，小西红柿10颗，梅子15克，凉开水750毫升，枸杞子、罗勒叶各适量

调味料：
橄榄油、梅子酱各1大匙，冰糖1/2大匙

做法：

❶ 山药洗净去皮，切块汆烫，捞起；小西红柿、罗勒叶洗净。

❷ 橄榄油入锅烧热，加入枸杞子、梅子、小西红柿、梅子酱和冰糖，煮至冰糖溶化、汤汁黏稠，加入凉开水、山药块拌匀，稍煮后盛盘，放上罗勒叶装饰即可。

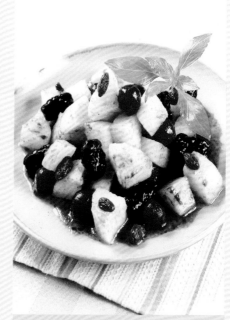

调理胃病功效

　　山药含有黏蛋白、甘露聚糖，可保护胃肠黏膜；所含消化酶能促进淀粉分解，加速小肠消化和吸收；红枣可改善胃肠消化不良的症状。

糖醋烩山药

安定神经 + 预防胃溃疡

材料:
山药300克,姜20克,胡萝卜、豌豆荚各50克,高汤100毫升

调味料:
橄榄油、糖、醋、西红柿酱各1大匙,盐1/2小匙

做法:
1. 山药、胡萝卜洗净去皮,切块;豌豆荚去蒂头和硬茎,洗净;姜切片备用。
2. 橄榄油入锅烧热,爆香姜片,放入山药块、胡萝卜块、高汤拌炒,至汤沸后转小火炖煮至材料熟软。
3. 放入豌豆荚和其余调味料拌匀,煮沸即可。

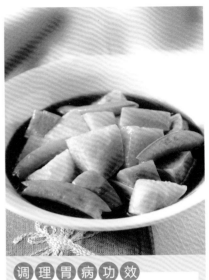

调 理 胃 病 功 效
山药含有丰富的维生素B₁,对神经系统和人的精神状态有明显积极作用。食用山药,可缓解紧张情绪、安定神经、预防胃溃疡。

蒜味山药沙拉

补充营养 + 预防胃溃疡

材料:
山药200克,培根4片,大蒜2瓣

调味料:
沙拉酱、酱油各2大匙,橄榄油1大匙

做法:
1. 山药洗净去皮,切块;培根切成小块;大蒜去皮,拍碎。
2. 橄榄油入锅烧热,放入大蒜碎爆香,加入培根块煎至酥脆。
3. 放入山药块、沙拉酱、酱油,拌炒至山药熟透即可。

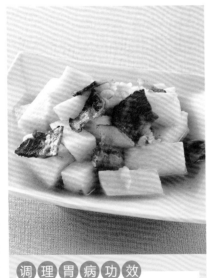

调 理 胃 病 功 效
山药有"白人参"的美称,富含营养,对慢性胃肠炎有治疗作用,能改善因紧张引起的消化不良,预防胃溃疡。

养生五蔬饭

提振食欲 + 健脾暖胃

材料：
糯米、大米各100克，胡萝卜丁、青豆仁、香菇丁、山药丁、卷心菜丁各30克，凉开水240毫升

调味料：
酱油1大匙，米酒、甜酒酿各1小匙

做法：
❶ 糯米洗净，提前用清水浸泡6小时；大米、青豆仁洗净，沥干后备用。
❷ 将胡萝卜丁、香菇丁、山药丁、卷心菜丁、青豆仁、糯米、大米、凉开水和调味料拌匀，放入电饭锅煮熟即可。

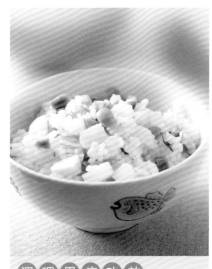

调 理 胃 病 功 效

　　糯米性温味甘，有健脾暖胃的功效，适合脾胃虚寒者食欲不振时食用。但因其不易消化，易刺激胃酸分泌，胃溃疡患者不宜多食。

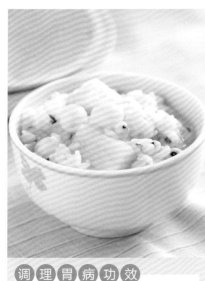

山药莲子粥

促进消化 + 缓解疲劳

材料：
莲子、山药各40克，大米100克，凉开水900毫升

做法：
❶ 莲子洗净，用清水浸泡6小时；山药洗净去皮，切块；大米洗净，沥干备用。
❷ 锅中加入凉开水煮沸，放入所有材料，以小火炖煮至烂熟即可。

调 理 胃 病 功 效

　　山药含多种人体必需氨基酸、蛋白质和淀粉，能强健脾胃；莲子可增强胃的消化、吸收功能，适合脾胃虚寒、容易疲劳者食用。

白萝卜

健胃有效成分
维生素C、
异硫氰酸酯

食疗功效
改善胀气、
开胃助消化

- 别名：菜头、菜菔、萝卜
- 性味：性凉，味甘、辛
- 营养成分：
蛋白质、膳食纤维、维生素A、维生素B₁、维生素B₂、维生素C、维生素E、钠、钙、磷、铁、钾、镁、锌、异硫氰酸酯、胆碱

○ 适用者：便秘、水肿、小便不利者 ✗ 不适用者：腹泻者

🍎 白萝卜为什么能改善胃病?

1 白萝卜含有淀粉酶、乳糖酶，能将淀粉、乳糖分解为人体易吸收的单糖，促进消化，也能减轻腹胀、腹痛，缓解由积食引起的胃胀气。

2 白萝卜富含维生素C，有促进伤口愈合、增强免疫力的作用。

3 白萝卜含有菜菔素，抗菌力强，能清除胃肠道中的有害物质，具有保护胃肠的功效。

4 多吃白萝卜，可调整胃肠酸碱平衡，维持胃部酸性环境，有助于消化，也能促进肠道对钙、铁的吸收。

☺ 白萝卜主要营养成分

1 白萝卜是脂肪含量极少的低热量蔬菜，每100克胡萝卜含有19毫克维生素C。

2 白萝卜含具杀菌、消炎功效的异硫氰酸酯，生吃还可促进消化。

3 白萝卜中的维生素E有抗氧化的功效。

🥬 白萝卜食疗效果

1 白萝卜含有一种硫化物——异硫氰酸酯，

使白萝卜吃起来有辛辣的呛味。异硫氰酸酯有杀菌、消灭肠道寄生虫和解毒的功效。

2 俗谚称"十月萝卜小人参"，赞誉白萝卜的营养和食疗功效。中医也认为，白萝卜对因吃太多、太油腻造成的腹胀、积食有缓解作用。

3 白萝卜煮汤服用，可治口干、小便不利；生食、打汁或捣成碎泥食用，有利尿、通便的效果，还可解决打嗝不止的困扰。

☀ 白萝卜挑选和食用方法

1 白萝卜宜选择饱满沉重、没有黑点、轻弹时声音清脆者，这样的汁多甘甜。

2 白萝卜凉拌生食、煮汤、炒、炖、烧，或者腌渍做成泡菜都适宜。

✚ 白萝卜食用注意事项

1 白萝卜性凉，不要和人参同吃。

2 虚寒体质的人不要生食，以免造成腹泻。

萝卜丝炒猪肉

缓解压力 + 促进消化

材料：
白萝卜100克，木耳30克，猪里脊肉丝50克，青蒜1根

调味料：
橄榄油2小匙，盐1/2小匙，酱油、米酒各1小匙

做法：
1. 白萝卜洗净去皮，切丝；木耳、青蒜洗净，将蒜白和蒜绿分开，切丝；猪里脊肉丝用酱油、米酒拌匀，腌渍约20分钟备用。
2. 橄榄油入锅烧热，爆香青蒜白丝，再放入白萝卜丝、木耳丝、青蒜绿丝炒软，放入猪里脊肉丝和盐拌炒至肉熟即可。

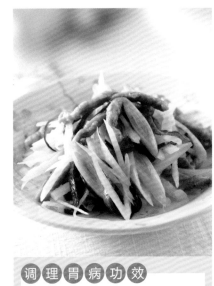

调理胃病功效

白萝卜含有大量淀粉酶，能够促进消化功能；所含丰富的维生素C可以缓解精神压力，降低神经性胃炎的发病率。

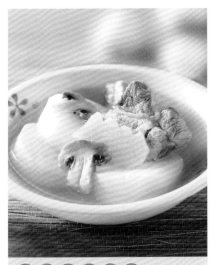

调理胃病功效

白萝卜含抗菌力强的莱菔素，能清除胃肠道中的代谢产物；所含丰富的维生素C具抗氧化功效，能抑制细胞衰老，预防癌症。

鲜菇萝卜汤

抑制细胞衰老 + 预防胃癌

材料：
白萝卜100克，姜30克，洋菇、小排骨块各50克，凉开水500毫升

调味料：
盐1/2小匙，香油适量

做法：
1. 白萝卜洗净去皮，切块；洋菇洗净，切片；姜洗净，切片；小排骨块放入沸水中氽烫，取出备用。
2. 取锅放入小排骨块、凉开水煮至沸腾，转小火煮30分钟，放入白萝卜块、洋菇片、姜片，继续炖煮至白萝卜块软烂，加入盐和香油拌匀即可。

莲藕

健胃有效成分

维生素A、维生素K、
鞣酸、铁

食疗功效

稳定情绪、
缓解胃肠不适

● **别名：** 荷花藕、藕丝菜、莲菜

● **性味：** （生）性寒，味甘
（熟）性温，味甘

● **营养成分：**
蛋白质、膳食纤维、维生素A、维生素B₁、维生素B₂、维生素C、维生素E、维生素K、鞣酸、β-胡萝卜素、钠、钙、铁、钾

○ **适用者：** 消化性溃疡、便秘、痔疮患者　✗ **不适用者：** 虚寒体质者、产妇、月经期女性

莲藕为什么能改善胃病？

1 莲藕含维生素K，有促进凝血、止血和防治非正常出血的作用，对胃溃疡出血、痔疮便血者，胃火旺盛而便秘、尿血者，有清热、化瘀的食疗效果。

2 莲藕含铁量高，对胃出血、十二指肠溃疡出血者及便秘、痔疮出血者，有调养身体、补铁、预防缺铁性贫血的功效。

莲藕主要营养成分

1 莲藕中的含铁量高，和等量红薯叶含量接近，为病后补血的优质食材。

2 每100克莲藕中含有293毫克钾，并含有健脾止泻的鞣酸，以及含量高于绿芦笋的维生素C，有助于调节肠道代谢，预防便秘。

莲藕食疗效果

1 莲藕中含矿物质镁、维生素B₁，有放松心情、稳定情绪的功效，可以缓解因情绪紧张引起的胃痛、胃溃疡或十二指肠溃疡、便秘出血等症状。

2 中医认为，莲藕能调和脾胃、养血补虚，清除体内肝火燥热，凉血止血。

3 因莲藕含鞣酸，具有收敛止血的作用，在出血时饮用生莲藕汁，可以有效止血。民间习惯用生莲藕治疗因宿醉引起的吐血。

莲藕挑选和食用方法

1 选购莲藕时，以粗壮、没有锈斑、没有变色者为佳。颜色过白的莲藕，可能经过化学漂白，不宜食用。

2 莲藕凉拌生食、炖汤或做甜点都适宜。切片后可泡在盐水中，可避免氧化变色。

3 莲藕的藕节因为纤维多，较难咀嚼，一般人在烹饪时会将藕节丢弃，但藕节有清热凉血的功效，最适合在炎夏食用。

莲藕食用注意事项

　　生莲藕性寒，女性月经期间或腹泻时不宜食用。

炒藕片

调和脾胃＋预防贫血

材料：
莲藕120克，红辣椒、青辣椒各1个，凉开水500毫升

调味料：
糖、白醋、橄榄油、大蒜末各1小匙，酱油2小匙

做法：

❶ 莲藕洗净，去皮切片，入沸水汆烫，捞出备用；青辣椒、红辣椒洗净，切圆片。

❷ 锅中放橄榄油烧热，放入莲藕片，再加入其余调味料，加凉开水以大火烧煮。

❸ 煮到汤汁剩下一半时，加入青辣椒片、红辣椒片，以小火翻炒约3分钟即可。

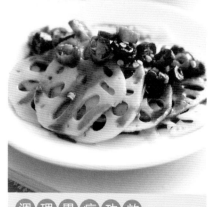

调 理 胃 病 功 效

莲藕能调和脾胃，因其含铁量高，故能补铁，对胃出血、十二指肠溃疡出血和便秘、痔疮出血的人，具有调养的功效。

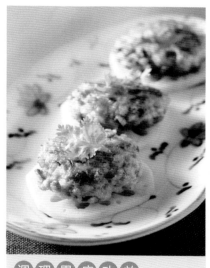

调 理 胃 病 功 效

莲藕含有丰富的维生素C，具有修复黏膜的功效，还可以缓解紧张情绪，稳定精神，降低胃溃疡的发病率。

藕香肉饼

稳定精神＋修复黏膜

材料：
莲藕300克，猪肉末150克，鸡蛋1个，香菇丁50克，葱花20克，香菜叶适量

调味料：
橄榄油2大匙，淀粉1大匙，盐1/2小匙，米酒2小匙，酱油、香油各1小匙

做法：

❶ 莲藕洗净去皮，取1/3切片，入沸水烫熟，捞出摆盘；其余的刨成丝，加入猪肉末、鸡蛋、香菇丁、葱花拌匀。

❷ 将橄榄油以外的调味料拌匀，分3次拌入步骤❶的材料中，再用手揉成约10个肉饼。

❸ 橄榄油入锅烧热，以中小火将肉饼煎熟，放在莲藕片上，再放上洗净的香菜叶装饰即可。

川七炖莲藕

预防胃溃疡 + 安定神经

材料：
莲藕200克，川七10克，凉开水2000毫升

调味料：
盐1小匙，香油1/4小匙

做法：
1 莲藕、川七洗净沥干，莲藕去皮切片。
2 汤锅加水，放入川七后以大火煮沸。
3 加入莲藕片，煮沸后转小火煮2小时。
4 放入盐、香油调味即可。

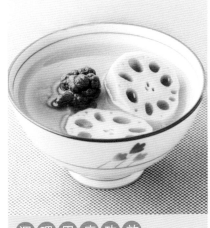

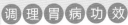

调 理 胃 病 功 效

　　莲藕富含铁、维生素C、维生素B$_1$、维生素B$_2$，在铁的作用下，人体能更好地吸收维生素C，进而安定神经，降低胃溃疡的发病率。

莲藕排骨汤

益胃健脾 + 养血补虚

材料：
莲藕200克，姜20克，排骨块300克，水800毫升

调味料：
盐2小匙，米酒1大匙

做法：
1 莲藕、姜洗净，去皮切片；排骨块放入沸水中汆烫，去血水备用。
2 取锅加水煮沸，放入莲藕片、排骨块、姜片、米酒，炖煮约40分钟。
3 熄火前加盐调味即可。

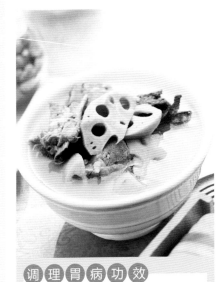

调 理 胃 病 功 效

　　熟莲藕性温味甘，有益胃健脾、养血补虚等的功效；且含有丰富的铁，对于胃病患者病后调养，也是很好的食物。

蔓越莓拌莲藕

促进凝血 + 治疗出血

材料：
莲藕175克，蔓越莓果汁1杯，蔓越莓果干75克，葱丝适量

做法：
1. 莲藕洗净去皮，切薄片，汆烫后冲凉开水，沥干盛入盘中。
2. 将蔓越莓果汁和果干倒入锅中，以小火煮10分钟，做成蔓越莓酱汁。
3. 将蔓越莓酱汁均匀淋在莲藕片上，拌匀后放上葱丝装饰即可。

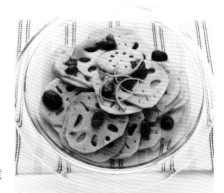

调理胃病功效

　　莲藕含有维生素K，有收敛止血的作用，发生出血症时，多吃莲藕可促进凝血，达到止血效果。此道菜很适合胃出血患者食用。

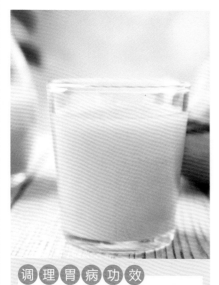

调理胃病功效

　　莲藕含维生素K，能促进凝血，预防非正常出血，止血，可缓解胃溃疡出血症状；蜂蜜则能润燥滑肠、健脾益胃。

梨香莲藕汁

促进凝血 + 缓解溃疡

材料：
梨、莲藕各400克

调味料：
蜂蜜1大匙

做法：
1. 将梨洗净，去皮和核，切成小块。
2. 将莲藕洗净，去皮切碎，和梨块一起放入果汁机中打成果汁。
3. 加入蜂蜜调匀即可。

提示 淀粉颗粒细小，容易被胃肠吸收

芋头

健胃有效成分
维生素A、维生素C、膳食纤维

食疗功效
促进消化、预防便秘

● 别名：芋仔、芋芳、毛芋

● 性味：性平，味甘

● 营养成分：
蛋白质、膳食纤维、维生素A、维生素B6、维生素C、胃蛋白酶、薯蓣皂苷、多酚类化合物、钙、钾、镁、氟

○ 适用者： 胃肠消化功能较弱者　　**✗ 不适用者：** 过敏体质、容易胀气者

🍎 芋头为什么能改善胃病？

1 芋头所含的营养相当均衡。淀粉颗粒细小，容易被人体吸收；蛋白质和膳食纤维含量丰富，容易使人产生饱腹感。

2 芋头中的维生素A、维生素C有促进消化器官黏膜再生的作用。胃肠功能不好的人适量食用芋头，能增进食欲、促进消化。

3 煮熟后的芋头口感松软，易咀嚼、易消化，胃肠虚弱、胃病初愈的人，或者牙齿不好的人，可用芋头取代米饭作主食食用。

☺ 芋头主要营养成分

1 芋头的维生素B6含量比等量土豆高，有助于促进体内蛋白质的代谢。

2 每100克芋头含有2.3克膳食纤维，能促进消化、预防便秘。

3 芋头还含有其他根茎类食物所没有的氟，能预防蛀牙；其所含胃蛋白酶有助于清除体内代谢产物。

🔒 芋头食疗效果

1 芋头在切开后，会分泌一种黏稠的物质，称作胃蛋白酶，具有润滑、保护消化器官、促进体内脂肪和蛋白质消化的作用。

2 芋头含有水溶性膳食纤维，能促进肠道蠕动、延缓血糖上升速度，又能吸附肠壁代谢产物，加速体内代谢废物排出，对预防便秘、肠道疾病很有帮助。

3 芋头所含维生素B6能营养神经。

☀ 芋头食用方法

1 芋头可煮咸粥、炖排骨、做火锅配料，或者煮成甜品，磨泥做点心。将芋头块蘸蒜泥酱来吃，可减少打嗝、胀气。

2 芋头有一定毒性，不宜生食，其黏液还会导致皮肤过敏，因此在削皮时，最好戴手套隔离黏液，以免造成皮肤红肿、发痒。

🩺 芋头食用注意事项

过敏体质或容易胀气的人不要一次食用太多芋头。

芋香烧鸡

提振食欲＋促进细胞再生

材料：
大蒜末10克，芋头、去骨鸡腿肉块各250克，水100毫升，小葱段适量

调味料：
橄榄油2大匙，酱油、米酒各1大匙，糖1/2大匙，盐1/2小匙

做法：
❶ 芋头洗净，去皮切块，放入热油锅中煎至外表微黄后取出；去骨鸡腿肉块放入沸水中氽烫，去血水备用。

❷ 锅加油烧热，爆香大蒜末、小葱段，放入芋头块、去骨鸡腿肉块拌炒。

❸ 放入其余调味料和水煮沸，转小火炖至芋头块松软即可。

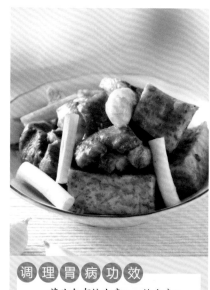

调理胃病功效

芋头含有维生素B_1、维生素B_2，具有维持神经系统正常运作和促进细胞再生的功效，可以预防消化不良或食欲不振。

香芋排骨粥

促进消化

材料：
米饭、排骨块各300克，芋头200克，高汤800毫升，香菇丝75克，油葱酥、芹菜末各10克

调味料：
橄榄油1大匙，盐2小匙，白胡椒粉适量

做法：
❶ 芋头洗净去皮，切块，放入热油锅中煎至外表微黄取出；排骨块氽烫去血水，备用。

❷ 高汤煮沸后，放入芋头块、排骨块、香菇丝炖煮约20分钟，续入米饭煮约3分钟。

❸ 放入盐、白胡椒粉、油葱酥、芹菜末拌匀即可。

调理胃病功效

芋头的淀粉颗粒小，容易被人体消化、吸收，很适合胃肠虚弱者食用，但须注意一次不可食用太多，以免造成腹胀不适。

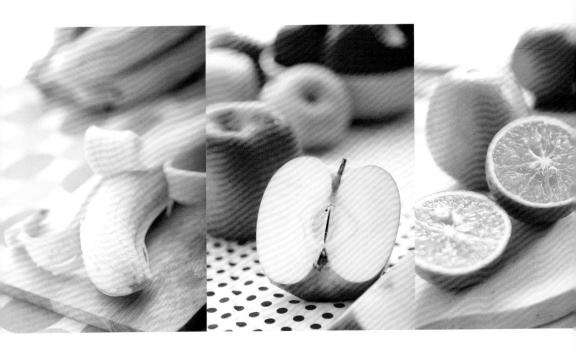

可口水果类

　　水果富含维生素A、B族维生素、维生素C，以及容易消化、吸收的水溶性果胶，对保护胃肠黏膜、修复组织细胞功效甚佳。维生素C同时能抗氧化，加上B族维生素、类胡萝卜素，更能增强消化系统免疫力，降低癌症的发病率。

　　不同的水果，各有其独特的营养成分，如木瓜所含的木瓜酶，香蕉所含的磷酸胆碱，蔓越莓所含的前花青素，等等。需注意的是，多数水果性质偏寒，不宜冷藏或冰冻后食用，也不宜一次吃得太多。

提示 保护黏膜细胞，改善消化不良

木瓜

健胃有效成分
木瓜酶、
类胡萝卜素

食疗功效
预防癌症、
美白

- 别名：乳瓜、番木瓜、长寿果、
  万寿瓜、番瓜
- 性味：性平，味甘
- 营养成分：
  膳食纤维、类胡萝卜素、木瓜酶、维生素A、B族维生素、
  维生素C、维生素E、叶酸、钙、铁、钾、番木瓜碱

○ 适用者： 胃病、便秘、消化不良患者　　**✗ 不适用者：** 孕妇，过敏体质、小便不利者

🍎 木瓜为什么能改善胃病？

1 木瓜含有独特的营养成分木瓜酶，可以将食物中的脂肪分解为脂肪酸，并促进体内蛋白质的消化和吸收。

2 木瓜酶还有分解、抑制坏死细胞扩散，将体内多余的毒素排出体外，缓解消化道发炎、疼痛症状的作用。适量食用木瓜对治疗胃肠炎有帮助，也有预防癌症的作用。

3 黄色水果大都含有丰富的类胡萝卜素，木瓜除了含有β-胡萝卜素，还有β-隐黄素，在体内可转化成维生素A，可保护胃肠黏膜细胞不受细菌感染，能降低胃肠癌的发病率。

木瓜主要营养成分

1 木瓜含有木瓜酶，可促进消化、保健胃肠；含有特殊的番木瓜碱成分，有抗癌的功效。

2 木瓜的维生素A含量是等量苹果的十几倍；维生素C含量大约是等量西红柿的3倍。

木瓜食疗效果

1 木瓜所含维生素A、类胡萝卜素具有抗氧化的作用，能预防衰老。

2 木瓜含有丰富的维生素C，可以促进伤口愈合，帮助消化道维持良好的酸性环境，也有抗氧化、美白的功效。

3 木瓜可以解热利尿、通便润肠，独特的番木瓜碱有抗菌消炎的功效。

木瓜挑选、保存和食用方法

1 挑选木瓜时，宜选瓜蒂新鲜、外表光滑、青中带黄、手感沉重、微带果香者，会比较甜。

2 未削皮的木瓜宜放于室温环境，以纸包覆，不宜放入冰箱凉藏。

3 木瓜可直接食用，也可和牛奶打成果汁饮用。青木瓜可和肉类同煮，以增加肉类细嫩的口感，并有益于蛋白质的吸收。

木瓜食用注意事项

1 木瓜一次不宜食用过多，过量食用易造成腹泻，并导致类胡萝卜素沉积，使皮肤变黄。

2 孕妇不宜吃青木瓜，以免流产。

木瓜鸡肉沙拉

预防胃下垂＋抗衰老

材料：
木瓜1/2个，鸡肉60克，核桃仁8克

调味料：
沙拉酱2大匙，柠檬汁2小匙

做法：

❶ 木瓜去皮去籽，切小块，放入盘中备用。

❷ 鸡肉切块，汆烫后取出，放入凉水中冰镇后
沥干，和木瓜块拌匀，淋上柠檬汁。

❸ 核桃仁捣碎，和沙拉酱拌匀后，淋在木瓜鸡
肉上即可。

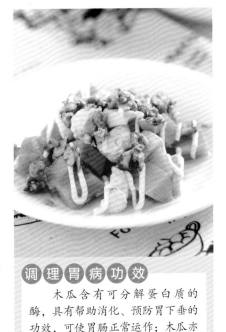

调 理 胃 病 功 效

　　木瓜含有可分解蛋白质的
酶，具有帮助消化、预防胃下垂的
功效，可使胃肠正常运作；木瓜亦
富含维生素C，能抗衰老和防癌。

蜂蜜奶酪木瓜

健胃抗癌＋调节情绪

材料：
木瓜1/2个，奶酪25克，薄荷叶2片

调味料：
蜂蜜适量

做法：

❶ 将木瓜冷藏1小时；薄荷叶洗净，撕碎。

❷ 取出木瓜，对半切开，去籽，填进奶酪。

❸ 淋上蜂蜜，再用薄荷叶碎点缀即可。

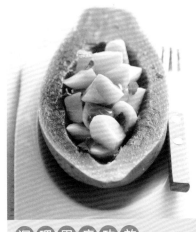

调 理 胃 病 功 效

　　这道木瓜搭配奶酪的创意甜
点，能调节情绪，缓解消化道发
炎、疼痛症状，保护胃肠黏膜细
胞，降低胃癌的发病率。

木瓜杏仁银耳汤

促进消化＋保护胃黏膜

材料：
木瓜350克，银耳20克，杏仁粉5大匙，凉开水600毫升

做法：
❶ 木瓜去皮去籽，切块；银耳洗净去蒂，撕成小朵。

❷ 取锅加水煮沸，放入木瓜块、银耳，以小火炖煮约50分钟。

❸ 加入杏仁粉调匀即可。

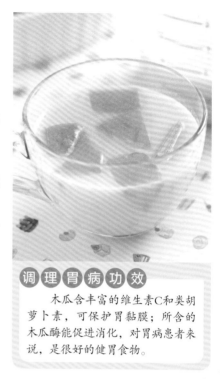

调理胃病功效

木瓜含丰富的维生素C和类胡萝卜素，可保护胃黏膜；所含的木瓜酶能促进消化，对胃病患者来说，是很好的健胃食物。

木瓜牛奶

促进消化

材料：
木瓜150克，鲜牛奶200毫升

做法：
❶ 木瓜去皮去籽，切块备用。

❷ 将木瓜块和鲜牛奶放入果汁机中，搅打均匀即可。

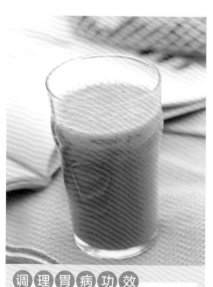

调理胃病功效

木瓜含木瓜酶，和牛奶同食，可加快蛋白质吸收。木瓜虽能健胃，但胃病患者不宜多吃，以免胃肠蠕动过快引起不适。

杧果

健胃有效成分
芒果苷、维生素A、

食疗功效
改善视力、
增强免疫力

- **别名**：蜜望子、檬果、芒果

- **性味**：性热，味甘

- **营养成分**：
  膳食纤维、类胡萝卜素、维生素A、B族维生素、维生素C、维生素E、
  铁、镁、锌、类黄酮、芒果苷、槲皮素

O 适用者：一般人，肠癌、便秘患者　　**X 不适用者**：皮肤过敏、肿瘤、肾脏病、糖尿病患者

杧果为什么能改善胃病？

1 杧果含有丰富的维生素A，能保护胃黏膜，降低溃疡发病率，对黏膜的修复、愈合有很好的作用。

2 杧果味道香甜，富含膳食纤维，能增进食欲、促进消化、促进胃肠蠕动。

3 杧果含有独特的芒果苷、硒，具有抗癌的作用，可预防结肠癌的发生。

4《本草纲目拾遗》记载，芒果甘酸益胃，可改善晕船症状。在晕车或怀孕"害喜"时，吃些杧果可缓解反胃、呕吐等的症状。

杧果主要营养成分

1 杧果味道虽甜，但热量和柑橘差不多。

2 杧果中的维生素A含量大约是等量西瓜的3倍，维生素C含量是等量西瓜的4倍多。

3 杧果还含有维生素B_1、维生素B_2、烟酸、维生素B_6、类胡萝卜素、类黄酮、多酚类化合物等。

杧果食疗效果

1 杧果被称为热带果王，营养十分丰富，所含维生素A、维生素B_2和类胡萝卜素具有改善视力、缓解眼睛疲劳的功效。

2 杧果中的维生素C含量丰富，加上芒果苷、槲皮素可提高细胞活力，抗氧化，增强免疫力。

3 杧果中的维生素B_1能维持神经功能正常、缓解紧张和焦虑情绪，提振食欲。

杧果挑选和食用方法

1 挑选杧果时，注意外皮不要有黑斑、伤痕，饱满、手感沉重、闻起来香味浓郁者为佳。

2 市售杧果品种很多，直接食用可更好地吸收其所含营养成分。

杧果食用注意事项

1 一次不要吃太多，一天以1个（大约100克）为宜，以免加重肾脏负担。

2 皮肤病、肿瘤、肾脏病、糖尿病患者，或者过敏体质者不宜食用杧果。

香杞牛肉卷

修复黏膜细胞 + 保护胃壁

材料：

杞果肉100克，牛肉75克，红椒50克，葱1根，白芝麻1小匙

调味料：

橄榄油、水果醋各1大匙

做法：

❶ 牛肉切成薄片；杞果肉和红椒切条；葱洗净，切丝备用。

❷ 将牛肉片摊平，包入杞果条和红椒条，再放入油锅煎熟。

❸ 撒上葱丝，淋上水果醋，再撒上白芝麻即可。

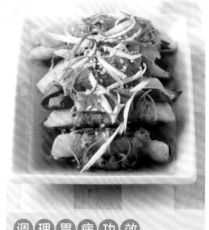

调 理 胃 病 功 效

　　杞果和红椒富含 β-胡萝卜素，能有效保护胃壁，降低溃疡的发病率，并对黏膜的修复和愈合有很好的作用。

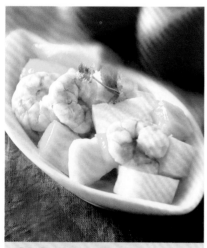

调 理 胃 病 功 效

　　杞果含有维生素A、B族维生素、维生素C、维生素E，能有效修复黏膜、稳定情绪、促进消化。但杞果中的膳食纤维会加重胃肠的负担，胃病患者宜少量食用。

果香海鲜

稳定情绪 + 促进消化

材料：

杞果1个，苹果1/2个，虾仁100克，山药50克，香菜叶适量

调味料：

橄榄油1大匙，盐1/2小匙，柠檬汁、糖各1小匙

做法：

❶ 虾仁放入沸水中烫熟；杞果、苹果、山药洗净，去皮切块备用。

❷ 将所有调味料和虾仁、山药块、水果块拌匀，放上洗净的香菜叶装饰即可。

香蕉

健胃有效成分
膳食纤维、钾、生物碱、色氨酸

食疗功效
放松心情、润肠通便

- **别名：** 甘蔗、芭蕉、北蕉、美人蕉、皇后蕉
- **性味：** 性寒，味甘
- **营养成分：**
蛋白质、脂肪、膳食纤维、维生素A、B族维生素、维生素C、类胡萝卜素、生物碱、钾、镁

○ **适用者：** 一般人，胃癌、便秘、痔疮患者　✗ **不适用者：** 胃酸过多者，腹泻、痛风患者，肾功能不全者

香蕉为什么能改善胃病？

1 香蕉含矿物质钾，可以保护胃壁，缓解胃部灼热症状，也可降血压，适合心血管疾病患者食用。

2 便秘、痔疮患者适量食用自然成熟（不用乙烯催熟）的香蕉，可刺激胃酸分泌，促进肠道蠕动，促进消化。

3 青香蕉含有磷酸胆碱，能中和因情绪紧张而分泌过多的胃酸，促进胃肠黏膜再生。对紧张性胃溃疡、胃病患者而言，青香蕉是很好的食疗水果。

4 中医认为，香蕉性寒，有清热、润肠通便的功效。

香蕉主要营养成分

1 香蕉的热量大约是等量哈密瓜的3倍，每100克香蕉中含有43毫克镁，是等量草莓的3倍多；含256毫克钾，大约是等量杧果的1.6倍。

2 香蕉中所含色氨酸、维生素B_6具有减压、放松心情的效果。

香蕉食疗效果

1 香蕉果肉甜软，气味芳香，其所含色氨酸和镁有安抚神经、令人心情愉快的作用，因此欧洲人称香蕉为"快乐果"。

2 香蕉含果胶，可调整肠道内环境，抑制细菌生长，维持肠道功能正常运作。

香蕉食用方法

1 香蕉可做成沙拉或搭配酸奶食用，可改善失眠症状。

2 香蕉性寒，胃寒的人可将香蕉和面粉混匀做成煎饼，或者将香蕉制成果干食用，以去除香蕉的寒性。

香蕉食用注意事项

1 香蕉不宜空腹食用，一次以1~2根为宜。

2 香蕉中的钾含量较高，肾功能不全的人少吃为宜。

鲜果玉米片

促进胃黏膜再生

材料：

青香蕉1根，苹果1/2个，玉米片50克，葡萄干1大匙，全脂鲜牛奶200毫升

做法：

❶ 青香蕉去皮，切小块；苹果洗净，去皮，切丁。

❷ 将玉米片、全脂鲜牛奶、葡萄干、香蕉块、苹果丁倒入碗中混匀即可。

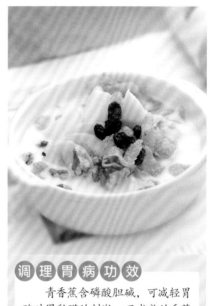

调理胃病功效

　　青香蕉含磷酸胆碱，可减轻胃酸对胃黏膜的刺激。而成熟的香蕉会刺激胃酸分泌，不建议胃溃疡和胃酸过多者食用。

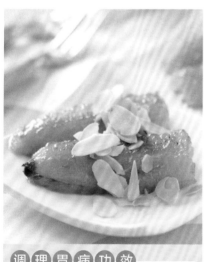

调理胃病功效

　　对长期服用制酸剂的胃病患者来说，香蕉是可以生食的水果，可以促进胃肠蠕动和提振食欲。但香蕉性寒，胃寒者宜将香蕉加热后食用，以免症状加重。

红糖煎香蕉

促进胃肠蠕动 + 提振食欲

材料：

香蕉1根，杏仁片10克

调味料：

奶油10克，红糖1小匙

做法：

❶ 香蕉去皮，切段备用。

❷ 热锅放奶油，至奶油熔化后转小火，将香蕉段放入锅中，以小火煎约30秒，至外表稍变色后熄火，均匀撒上红糖、杏仁片即可。

蔓越莓

健胃有效成分
前花青素、
儿茶素

食疗功效
消炎抗菌、
抗氧化

● **别名**：小红莓、蔓越橘

● **性味**：性平，味酸

● **营养成分**：
膳食纤维、维生素A、维生素C、前花青素、花青素、果酸、儿茶素、疫苗素、多酚类化合物

○ **适用者**：泌尿系统疾病、前列腺癌患者　✗ **不适用者**：胃酸过多者

🍎 蔓越莓为什么能改善胃病？

1 蔓越莓含有一般蔬果少有的前花青素，它是一种天然抗生素，有预防泌尿道感染的作用，也能抑制幽门螺杆菌附着在消化道，具有消炎抗菌的功效。

2 蔓越莓中的多酚类化合物具有促进肠道蠕动的功效，能有效预防消化器官疾病的发生，亦可以薄膜状态附着于胃伤口上，对溃疡有治疗作用。

😊 蔓越莓主要营养成分

1 蔓越莓含有丰富的维生素C、花青素，并含有抗癌先驱物质——儿茶素，以及独特的前花青素、疫苗素。

2 蔓越莓种子含有有机酸、不饱和脂肪酸，对心血管健康有益。

🐘 蔓越莓食疗效果

1 蔓越莓含有丰富的维生素C、果酸和多酚类化合物，能促进伤口愈合，促进小肠对钙、铁的吸收，还有预防心血管疾病、抗氧化的功能。

2 研究发现，蔓越莓具有预防泌尿系统结石，治疗阴道、尿道感染，清除血液中代谢产物的功效。

3 蔓越莓口感酸涩，原产于北美高纬度地区，当地印第安原住民长久以来即把蔓越莓当成天然药材使用。

4 将蔓越莓鲜果压碎后，连渣外敷伤口，可消炎抗菌；食用则可清除血液中的代谢产物，预防胃肠道和泌尿系统感染。

☀ 蔓越莓食用方法

1 蔓越莓可做成果干、果酱、饮料、甜点，或者制成胶囊、锭片，当作日常保健食品食用。

2 莲藕可和蔓越莓做成沙拉食用，除可预防泌尿道感染外，还具有改善皮肤状况的功效。

⚕ 蔓越莓食用注意事项

　　不宜空腹食用蔓越莓，以免刺激胃酸分泌过多，造成胃部不适。

蔓越莓苹果汁

抑制幽门螺杆菌＋改善胃溃疡

材料：
蔓越莓100克，苹果1个，凉开水200毫升

调味料：
蜂蜜1小匙

做法：
❶ 苹果洗净，去核切块；蔓越莓洗净备用。
❷ 将苹果块、蔓越莓和蜂蜜、凉开水一起放入果汁机中打匀即可。

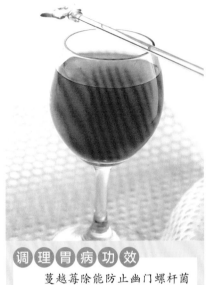

调理胃病功效

蔓越莓除能防止幽门螺杆菌附着于胃壁细胞外，还可搭配抗生素，杀灭幽门螺杆菌，对胃溃疡患者来说是很好的水果。

蔓越莓蜜桃汁

抑制幽门螺杆菌

材料：
蔓越莓100克，水蜜桃2个，凉开水200毫升

调味料：
蜂蜜1小匙

做法：
❶ 蔓越莓洗净；水蜜桃去皮、核，切块备用。
❷ 将蔓越莓、水蜜桃块和蜂蜜、凉开水一起放入果汁机打匀即可。

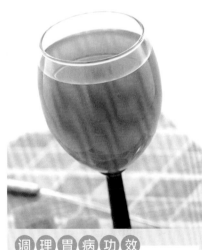

调理胃病功效

研究指出，感染幽门螺杆菌的胃溃疡患者，每天饮用500毫升蔓越莓汁，可阻止幽门螺杆菌附着于胃壁，是天然抗菌剂。

苹果

健胃有效成分
花青素、
膳食纤维

食疗功效
增强免疫力、
预防便秘

- **别名：** 平安果、频婆、林檎
- **性味：** 性凉，味甘、酸
- **营养成分：**
蛋白质、膳食纤维、花青素、类胡萝卜素、维生素A、维生素B_1、维生素B_2、维生素B_6、维生素C、生物素、叶酸、泛酸、钾

○ 适用者： 便秘、胃肠疾病、腹泻患者　　**✗ 不适用者：** 肾功能不全、胃寒胀气者

苹果为什么能改善胃病？

1 苹果味道酸甜，所含膳食纤维可抑制胃酸分泌，保护胃肠，促进肠道蠕动，让排便顺畅。

2 苹果含有儿茶素、花青素等抗氧化物质，能保护黏膜，还有抑制细菌生长，预防胃溃疡、十二指肠溃疡和抑制胃癌、结肠癌的作用。

苹果主要营养成分

1 每100克苹果中含有83毫克钾。

2 苹果中的膳食纤维含量是等量柚子的1.5倍，对胃炎、便秘症状有明显的缓解作用。

苹果食疗效果

1 苹果所含水溶性果胶可吸附肠道内的有害物质，加速大便排出，减少代谢产物滞留在肠道的时间，还可预防习惯性便秘和结肠憩室炎。

2 苹果含有丰富的苹果酸、柠檬酸，能调节血液、肠道的酸碱平衡，消除酸性毒素，改善体内益生菌生存环境，避免肠道过早老化。

3 苹果属于碱性食品，可以调节体内的酸碱平衡，增强体力和免疫力。

4 苹果含有大量有机酸和维生素，是抗氧化效果较好的水果，可使细胞不易癌变，避免癌症发生。

5 中医认为，苹果具有润肺化痰、养神、生津止渴、醒酒等功效。

苹果食用方法

1 苹果适宜饭后食用，可直接生食，也可做成沙拉或甜点。

2 苹果皮虽然也有营养，但考虑到水果上保鲜蜡和农药残留的问题，建议削皮后食用。

3 苹果搭配富含维生素E、钾、钠的坚果类食用，可维护心血管健康、预防动脉硬化。

苹果食用注意事项

1 水肿、血压过高者，或者想减肥的人，一天吃1个苹果，可减轻胃肠负担，从而改善体质。

2 呕吐严重的孕妇，可借由苹果维持体内钾、钠的平衡，并可以补充营养。

苹果杏仁煲汤

放松情绪 + 促进肠道蠕动

材料:
苹果1个，猪瘦肉块100克，山药50克，胡萝卜20克，南杏仁、北杏仁各5克，水800毫升

调味料:
盐1/4小匙

做法:

❶ 除凉开水外的材料洗净，苹果去皮去核，切块；山药、胡萝卜去皮切块；猪瘦肉块氽烫去血水。

❷ 锅内加水煮沸，放入南杏仁、北杏仁、猪瘦肉块烹煮，待水再次沸腾后，续煮10分钟。

❸ 放入苹果块、山药块、胡萝卜块，转小火续煮1小时，加盐调味即可。

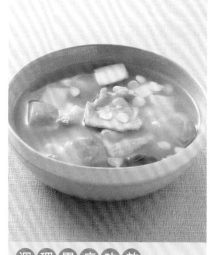

调理胃病功效

杏仁可舒缓情绪、放松紧绷的肌肉；苹果能促进肠道蠕动。此汤品对于情绪性胃溃疡和压力引起的慢性胃炎具有很好的食疗效果。

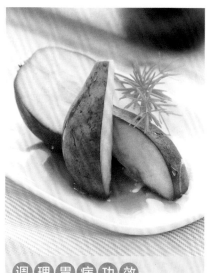

焦糖苹果

健胃和脾 + 调整胃肠

材料:
苹果1个，莳萝适量

调味料:
糖3大匙

做法:

❶ 苹果洗净，对半切开后去蒂和果核，再切块备用；莳萝洗净。

❷ 糖放入锅中，用小火煮至糖熔化成浓稠状时，放入苹果块翻炒，续煮8分钟盛盘，再撒上莳萝装饰即可。

调理胃病功效

苹果能调整胃肠，健脾和胃，适合消化不良、慢性胃炎患者食用。胃病患者可挑选不太酸的红苹果，这样对胃肠的刺激较小。

哈密瓜

健胃有效成分
维生素A、维生素C、类胡萝卜素

食疗功效
修复黏膜、调节血压

- **别名**：甘瓜、网纹瓜、甜瓜
- **性味**：性寒，味甘
- **营养成分**：
  膳食纤维、类胡萝卜素、维生素A、维生素B$_1$、维生素B$_2$、维生素B$_6$、维生素C、维生素E、叶酸、泛酸、钾、钠、磷、镁

O 适用者：便秘、口舌生疮、贫血者　　**X 不适用者**：体质虚弱者、慢性肾衰竭患者

哈密瓜为什么能改善胃病？

1 哈密瓜是止渴、利尿的水果，它含有丰富的水溶性膳食纤维、维生素C，可利尿、整肠、通便。常喝哈密瓜汁，有消积、缓解胃肠不适的功效。

2 金黄色果肉的哈密瓜含有丰富的类胡萝卜素，其具有分解食物中有害致癌物的功能。

3 哈密瓜含有维生素A，可强化、修复黏膜，保护胃壁，提高免疫力，对预防结肠癌亦有帮助。

哈密瓜主要营养成分

1 哈密瓜含大量水分，具有清热解渴的作用；其维生素C含量为等量葡萄的3倍、西瓜的2.1倍，可防止细胞氧化。

2 哈密瓜还含有丰富的钾、钠，有利尿、调节血压的功效。

3 哈密瓜中的维生素A含量虽然比不上杧果，却是等量西瓜的5.5倍，约是等量柑橘多1.9倍，可有效保护消化器官黏膜。

哈密瓜食疗效果

1 哈密瓜的果肉细软，其所含水溶性果胶容易被人体消化、吸收，具有预防便秘的作用。

2 《本草纲目》记载，哈密瓜是消除烦热、治疗口鼻生疮的水果。

3 哈密瓜中的铁、β-胡萝卜素都具有改善贫血的效果。

4 原产于新疆一带的哈密瓜，是当地盛夏时最好的消暑水果，不论青皮还是黄皮、白皮品种，都含有大量糖和水。

哈密瓜挑选和食用方法

1 瓜身沉重、表皮纹路粗且密，微软带香味者，水分会较多，较香甜。

2 哈密瓜可去籽后直接生食，或者打成果汁饮用；也可用来煲汤，可让汤更加清爽、香甜。

哈密瓜食用注意事项

哈密瓜性质偏寒，钾含量高，体质虚弱者或慢性肾衰竭患者不宜多吃。

哈密瓜布丁

修复胃黏膜 + 促进消化

材料：

鲜牛奶、沸水各200毫升，哈密瓜果肉、布丁粉各200克，草莓1颗，薄荷叶适量

做法：

1. 将哈密瓜果肉切块后，和鲜牛奶同时放入果汁机中打匀；草莓洗净，对切；薄荷叶洗净。

2. 布丁粉放入沸水中调匀。

3. 将哈密瓜汁和布丁溶液混匀，放入冰箱冷藏室冷却定型，然后放上草莓、薄荷叶装饰，淋上一些鲜牛奶即可。

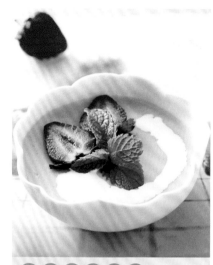

调理胃病功效

哈密瓜含维生素C和胡萝卜素，有助于修复胃黏膜和促进消化。但其性寒凉，胃病患者不宜多吃，将其制成点心食用，是比较不伤胃的做法。

哈密瓜酸奶

促进胃肠蠕动 + 抗幽门螺杆菌

材料：

哈密瓜600克，无糖酸奶400毫升

做法：

哈密瓜取果肉切块，和酸奶一起放入果汁机中打匀即可。

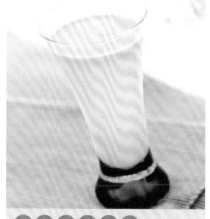

调理胃病功效

酸奶所含益生菌能够促进消化、刺激胃肠蠕动。胃酸过多者宜在饭后2小时再饮用，这样能摄取较多的有益菌，还能抗幽门螺杆菌。

提示 舒缓压力，预防胃癌，抗氧化

柳橙

健胃有效成分
维生素A、维生素C、糖类、类胡萝卜素

食疗功效
保护黏膜细胞、促进新陈代谢

- **别名：** 柳丁、黄橙、香橙、金球

- **性味：** 性温，味甘、酸

- **营养成分：**
膳食纤维、维生素A、B族维生素、维生素C、类胡萝卜素、类黄酮、柠檬油、叶酸、泛酸、钙、镁、锌

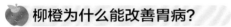

○ 适用者： 有便秘困扰、容易紧张忧郁者　**✗ 不适用者：** 长期溃疡、贫血、胃肠虚弱者

柳橙为什么能改善胃病?

1 柳橙果肉酸甜多汁，膳食纤维含量丰富，可促进消化，提振食欲，改善腹胀、便秘的症状。

2 柳橙所含维生素A具有保护上皮组织和黏膜的功效，可预防胃炎、消化性溃疡。

3 柳橙含有大量类黄酮、类胡萝卜素和维生素C，是消除自由基的天然抗氧化物，可预防细胞衰老、病变，降低胃癌发病率。

4 柳橙含有柠檬油，其特殊香味可舒缓紧绷情绪，放松肌肉，缓解压力引起的胃肠疼痛。

柳橙主要营养成分

1 柳橙富含膳食纤维，含量比等量西红柿高。

2 每100克柳橙含33毫克维生素C，是等量苹果的10倍以上，有促进黏膜愈合的作用。

3 柳橙含有微量类黄酮、类胡萝卜素，有一定的抗癌功效。

4 柳橙所含多种有机酸可促进新陈代谢，

所含钙、镁、锌和糖类可调节情绪、缓解压力、放松心情。

柳橙食疗效果

1 柳橙富含维生素C、芦丁，可增加血管弹性，增强抵抗力，加速伤口愈合。

2 橙皮有止呕、止咳的效果，将晒干后的橙皮冲入热水，加微量黑糖饮用，具有治疗因恶心、呕吐、郁闷导致的胃口不佳的功效。

柳橙食用方法

1 柳橙不宜久放，宜趁新鲜时尽快食用，以防维生素C等营养物质大量流失。

2 绿皮柳橙的口感较为酸苦，可加入酸奶打成汁，每天饮用2杯，能够消除小腹赘肉。

柳橙食用注意事项

1 胃肠虚弱、患有出血性溃疡的人，应避免空腹吃柳橙。

2 柳橙不宜和牛奶同时食用，避免有机酸和蛋白质结合，阻碍营养的吸收。

香橙烩鸡肉

促进消化 + 缓解胃痛

材料：
柳橙果肉50克，鸡肉140克，青椒30克，洋葱、土豆、西红柿各20克，凉开水15毫升

调味料：
橄榄油、代糖、糯米醋各2小匙，水淀粉2小匙，柳橙汁100毫升

做法：
❶ 鸡肉、青椒、洋葱、土豆（去皮）、西红柿分别洗净，均切块备用。

❷ 橄榄油入锅烧热，爆香洋葱块，加鸡肉块、土豆块、西红柿块炒熟。

❸ 加入其余调味料和凉开水拌匀勾芡，再加柳橙果肉和青椒块炒匀即可。

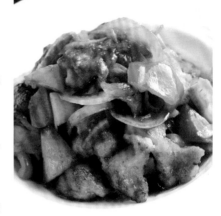

调理胃病功效
柳橙含柠檬油，可舒缓紧张的情绪，缓解压力引起的胃肠疼痛；洋葱气味辛辣，能刺激胃肠和消化腺，促进消化。

柳橙黄金沙拉

提振食欲 + 修复溃疡

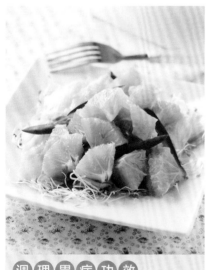

材料：
柳橙、苜蓿芽各100克，莴苣50克，红椒20克

调味料：
新鲜柳橙汁100毫升，芥末酱2小匙，糖1大匙

做法：
❶ 所有材料洗净沥干。柳橙去皮，取肉切丁；红椒切丝；莴苣剥片；苜蓿芽洗净。

❷ 将调味料拌匀备用。

❸ 依序将苜蓿芽、莴苣片、柳橙丁、红椒丝装盘。

❹ 将调味料淋在食材上即可。

调理胃病功效
柳橙富含膳食纤维，可助消化，提振食欲，改善腹胀、便秘症状；苜蓿芽、莴苣、红椒富含维生素C，可协助溃疡愈合。

香橙拌红鲕

健胃润肠＋促进消化

材料：
柳橙1个，红鲕鱼肉厚片25克

调味料：
沙拉酱1大匙

做法：

❶ 柳橙洗净，去皮去籽，取果肉切块。

❷ 红鲕鱼肉切块，放入沸水中氽烫备用。

❸ 将柳橙块放入碗中，拌入红鲕鱼肉块，加入沙拉酱拌匀即可。

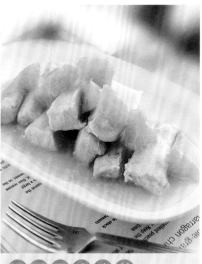

调理胃病功效

　　柳橙可助消化；红鲕鱼为良好的蛋白质来源，并含有丰富的钾、铁。这道酸甜风味的沙拉有健胃润肠、促进消化的功效。

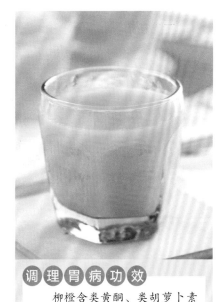

调理胃病功效

　　柳橙含类黄酮、类胡萝卜素和维生素C，可降低胃癌发病率；胡萝卜含有维生素A，能保护黏膜，预防胃炎。

胡萝卜香橙汁

预防胃癌＋保护黏膜

材料：
柳橙1个，胡萝卜100克，芦笋80克，冰块适量

调味料：
蜂蜜1/2大匙

做法：

❶ 柳橙洗净，去皮去籽，切块；胡萝卜、芦笋洗净，切成小块。

❷ 将柳橙块、胡萝卜块、芦笋块、冰块、蜂蜜放入果汁机中打匀即可。

提示 增进食欲，调理胃肠

枣子

健胃有效成分
膳食纤维、
烟酸、山梨糖醇

食疗功效
抗衰养颜、
缓解便秘

● **别名：**蜜枣、印度枣、翠枣、大枣

● **性味：**性平，味甘、涩

● **营养成分：**
蛋白质、膳食纤维、维生素A、B族维生素、维生素C、类胡萝卜素、山梨糖醇、烟酸

○ 适用者：一般人、便秘患者　　**✗ 不适用者：**肾病患者，腹泻者

🍎 枣子为什么能改善胃病？

1 枣子含有丰富的维生素C、水分和铁，对胃溃疡、十二指肠溃疡出血的患者来说，饭后食用一些枣子，可生津止渴、利尿通便，又有预防贫血、养颜美容的功效。

2 中医认为，枣子性平，味甘、涩，有调理脾胃的功效，还可改善疲劳、安神助眠。

❀ 枣子主要营养成分

1 枣子中的糖类主要为果糖、寡糖和葡萄糖，容易被人体消化、吸收。

2 枣子连皮都能吃，膳食纤维含量丰富，能帮助排便，缓解便秘。

3 每100克枣子中含有0.9毫克烟酸，含量高于一般水果，有帮助消化系统维持正常功能的作用。

4 每100克枣子含有375毫克钾，钾可降低胆固醇、预防高血压，并能加强肌力和肌耐力。

🍅 枣子食疗效果

1 枣子含有独特的山梨糖醇，它在小肠内聚积到一定量时，会刺激肠道引发渗透性的腹泻，排空肠内代谢产物。民间习惯以吃枣子来帮助消化、治疗便秘。

2 枣子含有维生素A、类胡萝卜素，有助于提高细胞抗氧化、抗衰老的功效。

3 枣子富含膳食纤维，可刺激肠道蠕动，预防便秘。

❀ 枣子挑选和食用方法

1 宜挑选果色淡绿、有光泽，果形椭圆饱满者，这样的枣子脆度佳。枣子果蒂部位凹陷、开阔者，甜度较高。

2 枣子盛产于冬天，可生食，以蜜枣的品质最好，果肉脆甜，也可以做成枣干、枣泥。

⚕ 枣子食用注意事项

1 枣子不宜空腹食用，食用时要细嚼慢咽，才不易引起腹泻。

2 枣子含丰富的钾，肾病患者不宜多吃，以免病情加重。

89

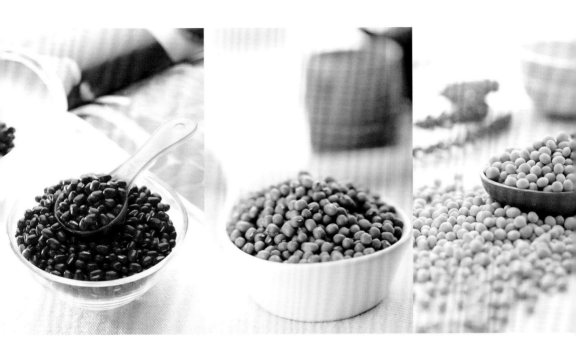

营养豆类和豆制品

　　豆类、豆制品含多种可让人精神愉悦、放松心情的营养成分，如可维护神经系统正常功能、提高抗压性的B族维生素，以及可缓解焦虑、紧绷情绪的钙、镁、锌等矿物质，是胃病患者除主食外宜多食用的快乐食物。

　　豆制品还含有卵磷脂、类黄酮、胆碱、色氨酸等成分，可活化脑细胞，刺激大脑，让人有活力、更年轻。此外，它还具有促进消化、提振食欲、避免胃病发生的食疗效果。

提示 稳定情绪，舒压解忧，维持好心情

红豆

健胃有效成分
B族维生素、
铁、镁、锌、钙

食疗功效
抗菌防癌、
补血利尿

- **别名**：赤豆、红小豆、赤小豆
- **性味**：性温，味甘
- **营养成分**：
  蛋白质、膳食纤维、维生素A、B族维生素、维生素C、维生素E、维生素K、类胡萝卜素、皂苷、钾、钠、锌、钙、铁、镁、磷、硒

〇 适用者：水肿、便秘、小便不利者　　**✗ 不适用者**：尿频、容易胀气者

🍎 红豆为什么能改善胃病？

1 红豆含多种抗抑郁的营养成分，具有保护、维持人体神经系统正常运作的功效；其中的维生素B_1能保护自主神经，增进食欲，稳定情绪，避免因压力造成胃肠功能失调。

2 红豆中的维生素B_6能够提高脑内神经的活性，提高抗压性，也具有利尿的作用。

3 红豆含有镁、锌、钙等矿物质，能缓解压力，降低紧张和兴奋的情绪，促进胃中消化液的分泌。

4 红豆的铁含量高，可以预防胃出血导致的贫血。

🔘 红豆主要营养成分

1 红豆含丰富的叶酸，能协调自主神经系统正常运作，帮助舒压解忧、放松心情。

2 红豆所含的皂苷能刺激肠道；含有丰富的膳食纤维，有助于清除体内代谢产物。

🦷 红豆食疗效果

1 红豆富含膳食纤维，能刺激胃肠蠕动，促进排便，预防大肠癌、憩室炎。

2 红豆含有钾和皂苷，能促进细胞排出多余水分，有利尿、消肿、醒酒、解酒的功效。

3 红豆中的铁含量丰富，有预防贫血、补血的功效，孕妇食用还有催乳效果。

4 对平常运动少、代谢功能差的人，饮用不加糖的红豆汤，可排出体内滞留的水分，达到减肥瘦身的目的。

☀ 红豆食用方法

1 红豆和薏仁煮成红豆薏仁汤，或者将红豆泥做成甜品，都很适宜。

2 红豆不宜和米饭同煮，否则会破坏其祛湿利水的特性。煮红豆前可先泡水，再用炖煮、焖熟的方式，将红豆煮到烂熟即可。

⚕ 红豆食用注意事项

1 脚气病患者宜多吃红豆。

2 尿频、容易胀气者不宜多吃红豆。

三色豆饭

促进胃肠蠕动＋提振食欲

材料：
黄豆、红豆、绿豆各30克，糙米100克，凉开水适量

做法：
❶ 黄豆、红豆、绿豆洗净，浸泡8小时；糙米洗净，浸泡4小时备用。

❷ 将所有材料放入电饭煲中煮熟即可。

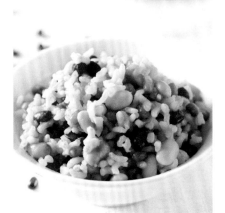

调 理 胃 病 功 效

　　黄豆、红豆、绿豆均富含维生素B_1，能维持神经系统正常运作，保护自主神经，提振食欲，避免因压力造成的胃肠功能失调。

红豆蒸乌鸡

补充营养＋促进消化

材料：
乌骨鸡300克，红豆120克，豌豆荚适量

调味料：
米酒1/3小匙，盐1/4小匙

做法：
❶ 红豆洗净，加水浸泡3小时，沥干备用。

❷ 乌骨鸡洗净切块，加盐略腌。

❸ 将红豆铺于盘底，放上乌鸡块，淋上米酒，铺上洗净的豆荚。

❹ 入蒸锅用大火蒸3小时即可。

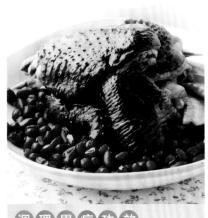

调 理 胃 病 功 效

　　红豆含皂苷，能提高消化功能；富含铁，可预防胃出血导致的贫血；乌骨鸡含优质蛋白质，能提供胃部调理所需的营养成分。

山药红豆汤

提振食欲＋促进消化

材料：
山药200克，红豆30克，凉开水500毫升

调味料：
糖20克

做法：

❶ 山药洗净，切小块；红豆洗净，浸泡8小时备用。

❷ 取锅加水煮沸，放入红豆，以小火炖煮约20分钟。

❸ 放入山药块，转大火煮沸后加糖调味，再转小火煮10分钟即可。

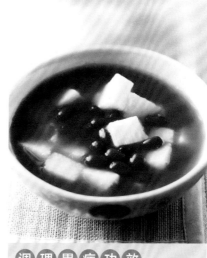

调理胃病功效

红豆含有B族维生素，具有维持神经功能正常运作、促进细胞再生的功效。

甜心豆沙卷饼

缓解压力＋预防大肠癌

材料：
面饼皮4张，红豆100克，凉开水适量

调味料：
糖2小匙

做法：

❶ 红豆洗净，浸泡8小时；面饼皮放入锅中，以小火干煎至双面呈金黄色即可起锅。

❷ 将泡软的红豆和凉开水放入锅中，以大火煮开后，转小火续煮半小时，再加入糖，煮至红豆软烂。

❸ 将红豆放在饼皮上，卷成圆柱状后，切成段即可。

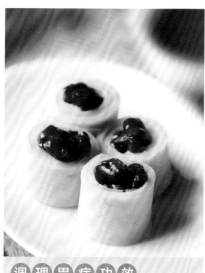

调理胃病功效

红豆富含膳食纤维，可促进排便，预防大肠癌；还含有镁、锌、钙等矿物质，能缓解压力，促进胃中消化液分泌。

提示 抑制胃肠道炎症，利尿、消肿

绿豆

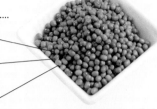

健胃有效成分
B族维生素、
鞣酸、植物固醇

食疗功效
抑菌解毒、
止渴润肤

● **别名：**青小豆、文豆、官绿

● **性味：**性寒，味甘

● **营养成分：**
蛋白质、膳食纤维、植物固醇、皂苷、维生素A、B族维生素、维生素C、维生素E、维生素K、锌、钙、钾、铁、镁、磷、鞣酸

○ **适用者：**肝火旺、胃燥热、水肿者 ✗ **不适用者：**腹泻、虚寒体质者

🍎 绿豆为什么能改善胃病？

1 绿豆中的B族维生素能增强免疫系统功能，维护细胞的正常分裂、生长，促进组织修复，也有稳定神经、舒缓紧张情绪的作用。

2 对于慢性胃炎、消化性溃疡患者来说，适量食用绿豆有增强体质、保护胃肠、消除疲劳的效果。

3 中医认为，绿豆性寒，具有清肝降火的作用，可利尿、止渴、解毒、润肤，缓解胃肠炎、肾炎症状。

🔘 绿豆主要营养成分

1 绿豆中维生素C的含量较高，每100克绿豆含有14毫克维生素C。

2 绿豆含有皂苷、烟酸和植物固醇，能稳定神经、舒缓紧张情绪、抗菌解毒。

3 绿豆皮中的鞣酸有清除肠道残留毒素的作用。

4 绿豆中的膳食纤维含量高。此外，其维生素B_1、维生素B_2、维生素E、烟酸、钾、铁、锌含量也很丰富。

🌰 绿豆食疗效果

1 绿豆皮有止泻的作用，习惯性腹泻或由不良情绪引起的肠易激综合征患者，可将绿豆蒸烂，连同绿豆皮一起食用。

2 绿豆皮还含有鞣酸，其具有抗菌作用，能抑制葡萄球菌等病菌的活性，还能结合肠道中残留的重金属，协助人体将代谢产物排出体外，阻止肠道吸收对人体有害的物质。

3 绿豆含有植物固醇、膳食纤维，能减少肠道对胆固醇的吸收，还有抑菌、抗菌、消毒的功效，对痔疮、便秘患者有清肠、促进肠道蠕动的功效。

☀ 绿豆食用方法

绿豆煮汤食用效果最佳，饮用不加糖的绿豆汤，有消肿、防治脚气病的作用。

✚ 绿豆食用注意事项

1 经常在有毒环境下工作的人，应常食用绿豆，以帮助解毒。

2 服中药时，宜间隔2小时后再吃绿豆。

3 腹泻、虚寒体质者不宜食用绿豆。

豆香杂粮粥

改善消化功能＋温补脾胃

材料：

黄豆、红豆、绿豆、糯米、小米、小麦、高粱各30克，水1000毫升

做法：

❶ 将黄豆、红豆、绿豆、糯米、小米、小麦、高粱洗净，在水中浸泡8小时，备用。

❷ 取锅加水煮沸，放入步骤❶的材料，以小火炖煮至颗粒熟软即可。

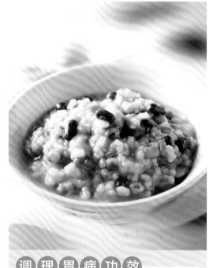

调理胃病功效

绿豆、小米和小麦均含有B族维生素，高粱则含有维生素B1、维生素B2，混合煮成粥品，对胃病患者具有温补脾胃的效果，还能改善消化功能。

藕香绿豆汤

健脾开胃＋清热解毒

材料：

莲藕粉35克，冬瓜皮150克，绿豆75克，凉开水1000毫升

调味料：

糖1/2小匙

做法：

❶ 绿豆洗净，浸泡5小时；冬瓜皮洗净，切块备用。

❷ 将凉开水、绿豆、冬瓜皮块放入锅中，以大火煮沸后，转小火续煮半小时，加糖调匀。

❸ 将莲藕粉以少许凉开水调匀后，倒入锅中，快速拌匀即可。

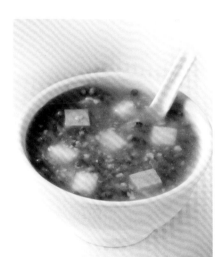

调理胃病功效

中医认为，绿豆具有清热解毒、消暑利尿的功效，莲藕能清热凉血、固涩止血、健脾开胃、生津止渴，故此道甜品能养胃补身。

毛豆

健胃有效成分

蛋白质、维生素A、B族维生素、维生素K

食疗功效

解压止痛、增强抵抗力

- **别名：**枝豆、青毛豆、菜用大豆
- **性味：**性平，味甘
- **营养成分：**

蛋白质、脂肪、卵磷脂、膳食纤维、维生素A、B族维生素、维生素C、维生素K、锌、锰、钙、钾、铁、磷、镁

○ **适用者：**食欲不振、胃肠功能不佳者　✗ **不适用者：**肾功能不全者

🍎 毛豆为什么能改善胃病？

1 毛豆容易消化，有"植物肉"的美称，所含蛋白质在消化过程中会产生具有止痛、抑制神经兴奋作用的多肽。

2 毛豆所含的维生素A对胃黏膜有保护、修补的作用。

3 毛豆中的B族维生素能调节人体内的氧化还原反应，帮助胃病患者安定心神、消除紧张情绪；其所含维生素B_1有助于肝脏对酒精的分解、代谢，降低胃溃疡的发病率。

4 毛豆中的维生素K，有止血、促进血液凝固的作用，胃溃疡、急性胃出血、十二指肠溃疡、胃痛患者吃毛豆可止吐，缓解反胃引起的不适。

😊 毛豆主要营养成分

1 毛豆的维生素A含量较高，可以保护视力和皮肤健康。

2 毛豆富含B族维生素，有消除疲劳、提高消化系统功能的食疗效果。

🍅 毛豆食疗效果

1 毛豆含有人体必需的多种蛋白质，可提供人体生长和发育所需，更是体内组织修复时的主要物质来源。它比肉类蛋白质更容易消化，是胃肠病患者补充蛋白质的最佳选择。

2 毛豆所含的脂肪为易被人体吸收的亚麻酸，能促进胰岛素的分泌，加快食物在消化道中的消化速度，让代谢产物加速排出肠道，降低肠癌的发病率。

3 毛豆中的卵磷脂能活化细胞，促进新陈代谢，降低体内脂肪和胆固醇的含量。

4 毛豆的维生素C含量和等量柑橘差不多，其能促进胶原蛋白生成，加速伤口愈合，增强人体抵抗力。

5 毛豆营养均衡且丰富，不但能预防肥胖，还能预防和治疗动脉粥样硬化、冠心病、高脂血症等疾病。

6 夏天人们爱出汗，导致体内钾流失，毛豆含有丰富的钾，能消除因为钾流失导致的无力疲倦感，并增进食欲。

⚘ 毛豆挑选和食用方法

1 新鲜毛豆以豆荚饱满、外表颜色青翠、豆仁结实者为佳。食用前宜用水清洗豆荚绒毛上的尘垢后再烹调。

2 非当季产的毛豆仁多半为急速冷冻品，购买时应注意保质期，冷藏期限为半个月左右。

3 毛豆是大豆豆荚尚未完全成熟前采摘下来的鲜豆荚，一般常连同豆荚用盐水煮过，放凉后再拌入花椒、八角、茴香、大蒜、香油，做成凉拌小菜食用。

4 新鲜豆荚内的毛豆仁可和豆干丁、胡萝卜丁、肉丁一同炒菜、炒饭，或者做成羹汤食用。

⚕ 毛豆食用注意事项

毛豆为嘌呤含量高的食材，痛风患者不宜多吃。

茄汁毛豆焖香菇

保护黏膜 + 促进新陈代谢

材料：
毛豆仁、西红柿、香菇各100克，大蒜1瓣，凉开水少许

调味料：
橄榄油、酱油各1大匙，盐1/2匙，糖1小匙，香油适量

做法：

❶ 毛豆仁洗净，去薄膜；西红柿、香菇洗净切块；大蒜去皮，拍碎备用。

❷ 橄榄油入锅烧热，爆香大蒜末，依序放入香菇块、西红柿块、毛豆仁一同翻炒，再加入盐、糖、酱油、凉开水拌匀，盖上锅盖焖煮。

❸ 起锅前淋上香油，拌匀即可。

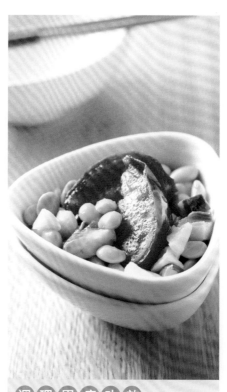

调理胃病功效

毛豆仁富含维生素A、B族维生素，具有保护黏膜、促进新陈代谢的功效；香菇能促进消化、提振食欲，对胃溃疡患者而言，是极佳的食材。

面豉酱烧毛豆鸡柳

提振食欲 + 促进消化

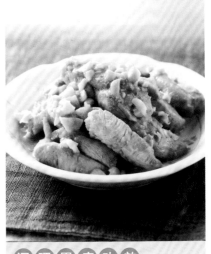

材料：
鸡柳2条，毛豆仁100克，大蒜末10克

调味料：
橄榄油2小匙，面豉酱40克，米酒、酱油各1小匙

做法：

① 鸡柳切条，用米酒、酱油拌匀，腌渍约20分钟；毛豆仁汆烫去薄膜，切碎备用。

② 橄榄油入锅烧热，将鸡柳条煎至两面微黄后取出。

③ 锅留底油，爆香大蒜末，放入毛豆末、面豉酱拌匀。

④ 将酱料淋在鸡柳上即可。

调 理 胃 病 功 效

毛豆含有丰富的B族维生素，可促进新陈代谢，并增强人体内氧化还原反应，是胃病患者提振食欲和促进消化的好食物。

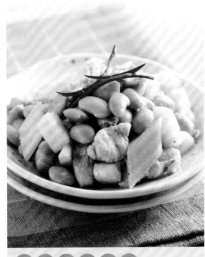

果香毛豆鸡丁

缓解压力 + 修复胃黏膜

材料：
毛豆仁、鸡丁各100克，苹果丁50克，姜片10克，红辣椒丝适量

调味料：
橄榄油1大匙，香油适量，盐、米酒、酱油各1小匙

做法：

① 将米酒、酱油倒入鸡丁中拌匀，腌渍约20分钟备用。

② 橄榄油入锅烧热，爆香姜片，加入鸡丁、毛豆仁、苹果丁拌炒。

③ 放入盐、香油拌炒均匀，盛盘后放上红辣椒丝装饰即可。

调 理 胃 病 功 效

毛豆含有维生素C，搭配苹果丁烹煮，更能增加维生素C含量。维生素C能修复胃黏膜、缓解压力，适合紧张性胃溃病患者食用。

水煮毛豆

保护黏膜＋提高免疫力

材料：

毛豆300克，八角2个，大蒜末10克，水、红辣椒各适量

调味料：

盐、橄榄油各1大匙，黑胡椒粒、香油各适量

做法：

❶ 毛豆洗净；红辣椒去蒂洗净，切片。

❷ 取锅加水煮沸，放入毛豆、八角、盐、橄榄油，续煮2分钟后盛盘。

❸ 加入红辣椒片、黑胡椒粒、大蒜末、香油拌匀即可。

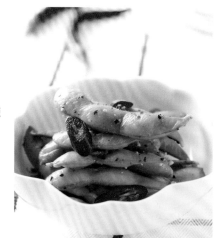

调理胃病功效

　　毛豆富含维生素A，可以保护胃黏膜，对胃溃疡颇具疗效；亦含胡萝卜素，具有抗氧化功效，可提高人体免疫力，预防胃癌。

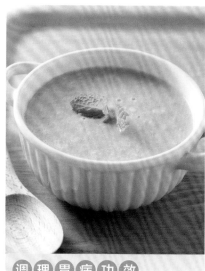

调理胃病功效

　　毛豆中的维生素A能保护、修复胃黏膜，维生素B$_1$则可降低胃溃疡发病率；山药含多巴胺和淀粉酶，可促进消化。

毛豆山药泥

修复胃黏膜＋促进消化

材料：

毛豆仁100克，山药300克，凉开水150毫升，薄荷叶适量

调味料：

盐1/4小匙，香油1/2小匙

做法：

❶ 毛豆仁洗净沥干，加50毫升凉开水，用果汁机打成汁。

❷ 山药洗净去皮，磨成泥。

❸ 汤锅加入毛豆汁、100毫升凉开水、所有调味料，以大火煮沸。

❹ 将煮好的毛豆汁淋在山药泥上，拌匀后放上洗净的薄荷叶装饰即可。

黑豆

健胃有效成分
B族维生素、维生素E、
膳食纤维、钼

食疗功效
抗衰老、
改善便秘

● **别名：** 黑大豆、乌豆

● **性味：** 性平，味甘

● **营养成分：**
大豆蛋白、糖类、脂肪、大豆磷脂、花青素、亚油酸、维生素A、
B族维生素、维生素E、钠、钙、钾、铁、磷、钼、硒、锌

〇 **适用者：** 一般人、便秘者　✗ **不适用者：** 痛风、结石患者

🍎 黑豆为什么能改善胃病？

1 黑豆含有大量优质蛋白、B族维生素，能调节胃肠功能，使其正常运作；其所含的膳食纤维能刺激肠道蠕动，改善便秘。

2 黑豆发酵、盐渍后晒干，即成为豆豉，是烹调中常用的调味品，有提振食欲、改善消化不良的功效。

3 黑豆中的维生素E、硒、钼有强化细胞功能和防止细胞氧化的作用，对于因压力大、缺乏食欲，或者因饮食不正常引起的胃病，有一定的缓解作用。

😊 黑豆主要营养成分

1 黑豆含大豆蛋白、糖类、不饱和脂肪酸、亚油酸、大豆磷脂，是有益人体生长、发育的营养来源。

2 每100克黑豆中，膳食纤维的含量比等量红豆、绿豆、黄豆高。

3 黑豆的维生素A含量也是所有豆类中最高的，还含有花青素、钼等营养成分。

🧄 黑豆食疗效果

1 黑豆具有清热消暑、利尿活血、解毒止汗的功效。民间也将黑豆视为能够养颜、明目、补肾、黑发、抗衰老的养生豆类。

2 黑豆所含的胆碱是神经传导的重要物质，适量食用黑豆，可以补充胆碱，促进中枢神经细胞的发育，活化细胞功能，增进食欲和胃肠活力，和花青素一样，具有抗衰老的作用。

☀️ 黑豆食用方法

黑豆可干炒作零食食用，或者用黑糖做成蜜豆，或者做成腌渍醋豆，当成开胃小菜食用。

👩‍⚕️ 黑豆食用注意事项

1 豆类的嘌呤含量较高，痛风患者宜少量食用。

2 虽然黑豆有调理胃肠的作用，但是胃病患者应适量食用，以免引起腹胀。

高粱红枣黑豆粥

促进消化＋温中益胃

材料：
高粱50克，黑豆30克，红枣8颗，凉开水400毫升

做法：

❶ 高粱、黑豆洗净，在水中浸泡6小时；红枣洗净备用。

❷ 取锅加凉开水煮沸，放入所有材料，以小火炖煮至熟软即可。

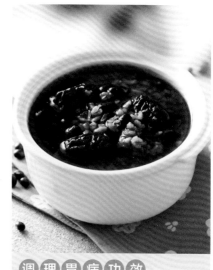

调理胃病功效

高粱含有磷、铁、钙、维生素B_1、维生素B_2和烟酸，具有温中益胃的功效，特别适合脾胃虚弱、食积不消者煮成粥食用。

黑豆鱼片汤

健胃整肠＋镇静安神

材料：
黑豆40克，鱼片100克，姜3片，葱1/2根，凉开水500毫升

调味料：
盐、香油各2小匙，茴香粉、米酒各1小匙

做法：

❶ 黑豆洗净，蒸熟；葱洗净，切末。

❷ 将凉开水、黑豆、米酒放入锅中煮沸，再放入鱼片、姜片、盐、茴香粉煮熟。

❸ 撒上葱末、香油略煮即可。

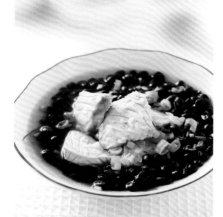

调理胃病功效

黑豆含有大量优质蛋白、B族维生素，能够有效调节胃肠功能，健胃整肠，维持神经系统稳定，达到镇静安神的效果，并能提高人的抗压性。

黄豆

健胃有效成分
B族维生素、
大豆异黄酮

食疗功效
抗菌防癌、
稳定情绪

- **别名：** 大豆、黄大豆

- **性味：** 性平，味甘

- **营养成分：**
植物蛋白、卵磷脂、膳食纤维、大豆异黄酮、B族维生素、维生素E、维生素K、皂苷、钙、钾、铁、磷、镁、锌、硒

○ 适用者： 一般人　　**✗ 不适用者：** 痛风、尿酸过高者

黄豆为什么能改善胃病？

1 黄豆含有B族维生素，能维持神经系统的正常运作，协助调整自主神经，缓解压力，让心情平静、轻松，使消化器官保持健康状态。

2 黄豆中的大豆异黄酮有防癌作用，膳食纤维能帮助肠道清除代谢产物，可预防大肠癌、直肠癌。

黄豆主要营养成分

1 黄豆所含的植物蛋白可媲美肉类，但脂肪含量比肉类低，并含有丰富的膳食纤维，可促进肠道蠕动。

2 黄豆的B族维生素含量比等量绿豆、红豆高，有安定神经的作用。

3 黄豆所含的卵磷脂、大豆异黄酮可活化内分泌系统，促进代谢，使人身心健康，并能提高胃肠活动力。

4 黄豆中钾、铁、磷、锌的含量高，每100克黄豆中含有1503毫克钾，是等量绿叶蔬菜的几倍；能补血的铁含量约为成人一天所需的1/2；可提高精子质量的锌含量也很高。

黄豆食疗效果

1 蛋白质是提供神经传导物质、提高免疫力的重要营养来源，黄豆中植物蛋白的功效不输奶、蛋、肉类，而且脂肪含量低，并含有完整的必需氨基酸，对胃虚弱和素食者是很好的动物蛋白替代食品。

2 中医认为，黄豆性平，味甘，有调和胃部湿热、排出体内多余水分的功效，还能消除五脏六腑瘀血、祛除经络中的寒气，是增强脾胃功能的食疗佳品。

黄豆食用方法

1 黄豆发酵后可做成味噌、酱油。研究证实，常吃味噌有预防胃癌的作用。

2 黄豆和糙米、谷类可煮成五谷粥、五谷饭，也可做成豆浆、豆腐，适合胃肠吸收力弱的人食用。

3 黄豆要煮熟，才能破坏其中对人体有害的胰蛋白酶阻碍因子。

黄豆食用注意事项

黄豆为高嘌呤食物，痛风和尿酸过高者忌食。

黄金咖喱什锦豆

缓解压力＋预防胃溃疡

材料：
黄豆50克，洋葱20克，毛豆仁、大红豆、玉米粒各30克，水750毫升

调味料：
橄榄油1小匙，咖喱块1/4小块

做法：

❶ 黄豆和大红豆分别洗净，用水浸泡3小时，取出蒸熟沥干；洋葱去皮洗净，切小丁。

❷ 橄榄油入锅烧热，加洋葱丁爆香。

❸ 加水煮沸，放咖喱块煮匀，再加入黄豆、大红豆、玉米粒和毛豆仁煮熟即可。

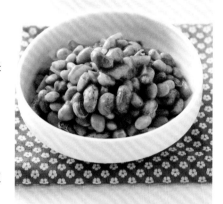

调理胃病功效

黄豆含有B族维生素，能缓解压力，清除消化系统紧张状态；橄榄油是易吸收的油类，能减少胃酸，预防胃溃疡。

黄豆糙米饭

补充营养

材料：
黄豆50克，糙米200克，凉开水350毫升

做法：

❶ 黄豆洗净，加水浸泡8小时；糙米洗净，加水浸泡4小时备用。

❷ 将黄豆、糙米、凉开水放入电饭煲中煮熟即可。

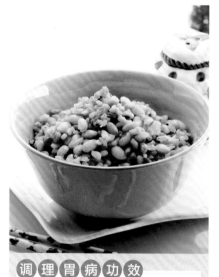

调理胃病功效

黄豆富含蛋白质，对虚弱的胃病患者来说，是很好的营养来源，但黄豆中膳食纤维的含量高，应烹至软烂，细嚼慢咽，才不伤胃。

提示 促进酒精代谢，保护胃、肠、肝脏

豆腐

健胃有效成分
卵磷脂、钙、镁、
维生素B₁

食疗功效
促进酒精代谢、
缓解压力

- **别名：** 来其、黎祁、小宰羊
- **性味：** 性凉，味甘
- **营养成分：**
  蛋白质、脂肪、卵磷脂、膳食纤维、胆碱、维生素B₁、
  维生素E、钠、钙、钾、铁、磷、镁

○ 适用者： 消化不好、用脑过度、工作压力大者　　**✗ 不适用者：** 尿酸高、痛风患者

豆腐为什么能改善胃病？

1 很多胃病的发生，是来自长期压力、负面情绪引起的自主神经失调，豆腐含有植物性雌激素、卵磷脂，能抑制自主神经失调，让心跳、血压维持正常状态，使胃酸分泌正常，胃肠功能活化，身体代谢功能顺畅，同时有助于改善因不良情绪引起的便秘症状。

2 豆腐中的维生素B₁能消除疲劳、增进食欲，同时也有促进胃肠蠕动的功效。当人体中缺乏维生素B₁时，容易嗜睡、疲倦、抑郁，适当食用豆腐，能使人心情愉悦，有助于改善因不良情绪引发的胃肠疾病。

3 豆腐含有胆碱，能促进肝脏功能，加速酒精代谢，稳定神经系统。

4 豆腐中的钙、镁、锌元素有舒缓紧张情绪、镇定心神的作用，可缓解压力导致的慢性胃肠炎症状。

豆腐主要营养成分

1 豆腐是低热量的豆制品，其钙的含量丰富，有助于强化骨骼。

2 每100克豆腐含有41毫克镁，其具有松弛神经的效果。

3 豆腐中还含有维生素B₁，有预防神经炎、改善下肢水肿、消除疲劳、提振精神的作用。

豆腐食疗效果

1 豆腐是黄豆加工后的食品，有黄豆的营养成分，但多了柔嫩滑顺的口感。中医认为，豆腐性凉，味甘，可补中益气、增液生津、滋润脏腑，还有清热解毒的功效，可健脾养胃，治疗酒精中毒、糖尿病和眼红燥热。

2 豆腐的热量、脂肪含量低，但营养丰富，是减肥人士、更年期女性喜欢食用的健康食材。

3 豆腐中的人体必需氨基酸并不齐全，建议和肉类一同烹调，以提高蛋白质的吸收率。

4 豆腐富含大豆蛋白，不含胆固醇，具有降低血脂的功效，有助于预防心血管疾病；所含的卵磷脂亦能抗氧化。

☀ 豆腐挑选、储存和食用方法

1 豆腐颜色淡黄，会散发出淡淡的豆香味，购买时不要挑太白或太有弹性的豆腐，以避免摄入过量食品添加剂。

2 豆腐用来煎、煮、炒、炸、凉拌、煮汤、烩羹都很可口，还可加工成油豆腐、臭豆腐等制品。

3 吃不完的豆腐可泡在清水中放入冰箱冷藏，或者切块放入冰箱冷冻，做成火锅食材中常见的冻豆腐。

4 已发出酸味或变色的豆腐不新鲜，不宜食用。

☕ 豆腐食用注意事项

1 豆腐嘌呤含量高，尿酸高、痛风患者忌食。

2 豆腐中钙含量高，不适合和含草酸的菠菜、葱等食物同时食用，否则两者在体内结合成草酸钙，可能使结石体质的人出现结石。

茄汁醋拌豆腐

预防慢性胃炎＋修复胃溃疡

材料：
豆腐100克，西红柿50克，罗勒30克

调味料：
酱油、梅子醋各1小匙，盐1/2小匙，橄榄油2小匙

做法：

❶ 西红柿洗净，切丁；罗勒取嫩叶，洗净切碎；豆腐切丁，放入沸水中氽烫备用。

❷ 碗中放入所有材料拌匀，淋入所有调味料，拌匀即可。

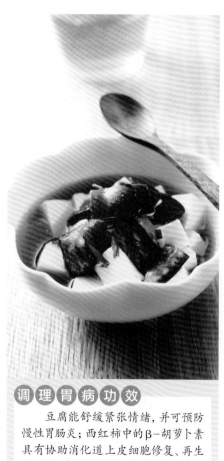

调理胃病功效

　　豆腐能舒缓紧张情绪，并可预防慢性胃肠炎；西红柿中的β-胡萝卜素具有协助消化道上皮细胞修复、再生的功能，有助于胃溃疡愈合。

绍子豆腐

杀菌＋保护胃肠

材料：

猪肉末100克，豆腐200克，葱末、姜丝、大蒜末各10克，凉开水100毫升

调味料：

橄榄油、酱油、米酒各1大匙，盐1/2小匙，香油适量

做法：

❶ 豆腐切丁，放入沸水中汆烫，取出备用。

❷ 橄榄油入锅烧热，爆香葱末、姜丝、大蒜末，再放入猪肉末、米酒、盐拌炒均匀。

❸ 放入酱油、凉开水煮沸，放入豆腐丁煮至入味，起锅前淋上香油即可。

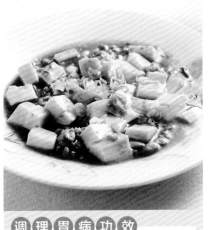

调理胃病功效

这道菜肴添加具有杀菌作用的葱、姜、大蒜，再加上易消化的豆腐和猪肉，含有丰富的蛋白质，有保护胃肠的功能。

葱烧豆腐

补充营养＋增强体力

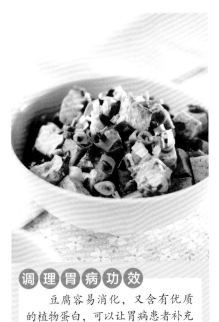

材料：

板豆腐丁200克，葱10克，辣椒末少许，凉开水100毫升

调味料：

橄榄油、蚝油各1大匙，盐1/2小匙

做法：

❶ 葱洗净，将葱白和葱绿分开，分别切末。

❷ 橄榄油入锅烧热，将板豆腐丁煎至微黄取出。

❸ 锅留底油，爆香葱白末、辣椒末，放入其余调味料和凉开水煮沸。

❹ 放入板豆腐丁煮至入味，起锅前拌入葱绿末即可。

调理胃病功效

豆腐容易消化，又含有优质的植物蛋白，可以让胃病患者补充营养、增强体力，是适合各类胃病患者食用的食物。

鲜蛎豆腐

补充蛋白质 + 促进细胞再生

材料：

牡蛎100克，豆腐150克，姜丝、大蒜末各10克，红辣椒丝、水各适量

调味料：

橄榄油、豆豉、米酒各1大匙，盐1/2小匙，淀粉适量

做法：

❶ 牡蛎洗净，蘸裹淀粉备用。

❷ 豆腐切块，放入沸水中汆烫后捞出，用同一锅放入牡蛎，汆烫后取出。

❸ 橄榄油入锅烧热，爆香姜丝、大蒜末，放入其余调味料和水煮沸，加入豆腐块、牡蛎再次煮沸，转小火煮3分钟，起锅前撒上红辣椒丝即可。

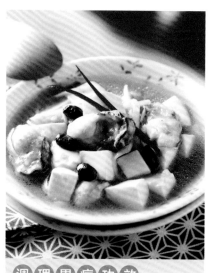

调理胃病功效

牡蛎肉质柔软，含维生素B₂、锰，能促进细胞再生，搭配富含蛋白质的豆腐，是胃溃疡患者可放心食用的滋补佳肴。

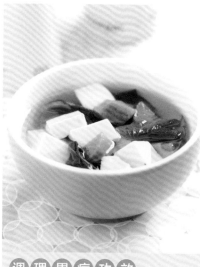

调理胃病功效

豆腐含植物性雌激素、卵磷脂，能活化胃肠功能，也可以改善因不良情绪引起的便秘；红薯叶则富含维生素A，能保护胃黏膜。

红薯叶豆腐羹

保护胃黏膜 + 改善便秘

材料：

红薯叶200克，豆腐1块，胡萝卜30克，高汤600毫升

调味料：

水淀粉6克，香油2克，胡椒粉、盐各少许

做法：

❶ 红薯叶清洗干净，以沸水烫过取出，切成小段备用。

❷ 豆腐切小块；胡萝卜洗净去皮，切块。

❸ 锅中放入高汤煮沸，加入豆腐块、胡萝卜再次煮沸，加入红薯叶略煮。

❹ 加入胡椒粉、香油和盐调味，最后淋上水淀粉勾芡即可。

豆皮

健胃有效成分
B族维生素、
蛋白质、钾、镁

食疗功效
预防心血管疾病、
促进消化

● **别名**：豆腐皮、豆腐衣、百片

● **性味**：性平，味甘

● **营养成分**：
蛋白质、糖类、卵磷脂、大豆异黄酮、氨基酸、维生素A、B族维生素、维生素C、维生素E、钠、钙、钾、铁、磷、镁

〇 适用者：一般人　　**✗ 不适用者**：痛风患者、肾功能不全者

🍎 豆皮为什么能改善胃病？

1 豆皮是由豆浆加热后稍微冷却时表面形成的薄膜油皮，是脂肪和蛋白质含量较高的部分，聚集了黄豆的精华。烹调后口感细腻、易消化，是黄豆制品中最适合胃肠病患者食用的食物。

2 豆皮含有B族维生素，可消除疲劳、增强体力，很适合胃病患者作为补充营养的食材食用。

豆皮主要营养成分

1 豆皮含有多种氨基酸、糖类、卵磷脂，其所含的B族维生素、烟酸含量比豆腐高。

2 每100克湿豆皮，热量有1868千焦，所含的植物蛋白为51.6克。

3 豆皮含有大量钠、钾、镁，钾含量为等量豆腐的7倍多，镁含量是等量豆腐的4倍多，具有稳定神经系统的功效。

豆皮食疗效果

1 豆皮除可提供人体所需的营养外，还具有活化大脑、预防和改善骨质疏松、防治癌症等功效。

2 豆皮不含胆固醇，所含脂肪也属于有益人体的不饱和脂肪酸，可降低血液中的脂肪含量，降低心血管疾病的发病率。

3 豆皮含有动物性食物所缺乏的植物性雌激素——大豆异黄酮，对女性来说是极佳的营养补充品。

4 李时珍在《本草纲目》中提到了豆皮的由来和功效，指出豆皮可补体虚、润燥、清肺化痰，还有通肠、润便的功效。

豆皮食用方法

1 豆皮和肉类、蔬菜拌炒，炖煮都很适合；也可以加入咸、甜馅料，卷成长条，两面煎黄，即为粤菜豆皮卷。

2 炸过的豆皮，烹调前宜先用热水烫除油味，才容易吸收其他食材的味道。

3 生豆皮应先微煎定型，拌炒时才不至于变糊；干豆皮要先泡软，再依烹调所需切丝，也可做成凉拌菜。

豆皮食用注意事项

痛风、肾功能不全的人宜减量食用。

翡翠豆皮

预防胃溃疡＋补充营养

材料：
小油菜100克，大蒜1瓣，豆皮200克，高汤200毫升

调味料：
橄榄油2小匙，盐1小匙，香油适量

做法：

❶ 小油菜洗净，切碎；豆皮切丝；大蒜去皮，拍碎备用。

❷ 热锅放橄榄油，爆香大蒜末，加入小油菜末炒匀。

❸ 放入高汤、盐、豆皮丝煮至汤汁收干，起锅前加入香油拌匀即可。

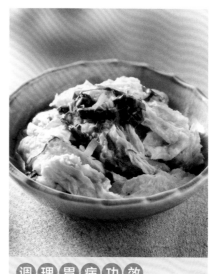

调理胃病功效

　　豆皮的营养价值是豆类制品中最高的，很适合供胃病患者补充营养。再加上富含维生素A的小油菜，可预防胃溃疡。

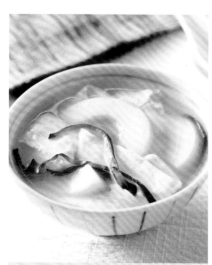

调理胃病功效

　　豆皮营养丰富，易消化；大黄瓜不含粗纤维。这是一道适合胃病患者的汤品，宜将食材煮至软烂，以减轻对胃的刺激。

黄瓜豆皮汤

补充营养＋促进消化

材料：
大黄瓜、豆皮各100克，黑木耳30克，姜10克，高汤600毫升

调味料：
盐1小匙，香油适量

做法：

❶ 姜、黑木耳洗净，切丝；大黄瓜去皮、籽，切片；豆皮切丝备用。

❷ 取锅煮沸高汤，放入其余材料，煮沸后转小火续煮10分钟。

❸ 加入调味料拌匀即可。

提示 富含优质蛋白，营养易被消化、吸收

豆浆

健胃有效成分
B族维生素、钙、镁

食疗功效
改善肠道功能、稳定情绪

● **别名：** 豆乳、豆奶、浆子

● **性味：** 性平，味甘

● **营养成分：**
蛋白质、糖类、脂肪、卵磷脂、大豆异黄酮、B族维生素、维生素C、维生素E、钠、钙、钾、铁、磷、镁、铜

○ **适用者：** 一般人　✗ **不适用者：** 虚寒体质者、痛风患者

豆浆为什么能改善胃病？

1 豆浆含有人体必需的多种氨基酸，营养丰富，且极易被人体消化、吸收，适合胃病患者饮用，以补充营养、增强体力。

2 豆浆中适量加入新鲜水果、全谷物，可增加维生素C和膳食纤维，是胃病患者摄取营养、补充体力的好食物。

3 由黄豆加工成的豆浆，含有维生素B_1、维生素B_2、烟酸及钙、镁等矿物质，是天然的解压食物。经常处在紧张、高压状态下的人，每天适量饮用低糖豆浆，有助于稳定情绪，避免患上因情绪紧张引起的消化道疾病。

豆浆主要营养成分

1 豆浆含有的主要营养成分有糖类、蛋白质、脂肪、铁、钙、铜及维生素B_1、维生素B_2等。

2 豆浆富含烟酸，有稳定神经、平稳情绪的作用。

3 豆浆中的铁含量和蛋白质含量都比牛奶还高。

豆浆食疗效果

1 豆浆中的卵磷脂、大豆异黄酮有改善肠道功能、降低血液中胆固醇、调节激素分泌的作用，可使人心情愉悦，保持活力。

2 豆浆中的铁含量比牛奶高，而且不含胆固醇、乳糖。对出血性胃病患者和患有乳糖不耐受症的人来说，豆浆是很好的营养补充饮品。

3 温豆浆加蜂蜜饮用，可以调理身体，缓解因紧张引起的胃痛、腹泻。

豆浆挑选和食用方法

1 优质的豆浆有豆香味，稍凉后表面会浮现一层油皮；劣质的豆浆会有股酸臭味，在购买现成豆浆时需注意。

2 要选择非转基因黄豆制成的豆浆，才能更好地吸收黄豆中的营养。

豆浆食用注意事项

豆浆须完全煮熟，破坏黄豆中的胰蛋白酶阻碍因子，此时再喝，才不会导致呕吐、反胃、胀气的情况发生。

健胃山药豆浆

健胃整肠 + 增强体力

材料：

山药100克，无糖豆浆300毫升

做法：

❶ 山药洗净，去皮切块备用。

❷ 将山药块和无糖豆浆放入果汁机中，打匀成汁，倒入锅中煮沸即可。

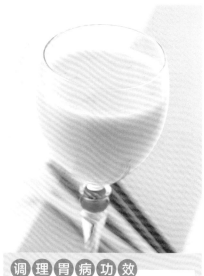

调理胃病功效

　　山药富含淀粉酶、过氧化物酶等生物酶，能健胃整肠、帮助消化，加上含优质蛋白质的豆浆，是胃病患者增强体力的好选择。

高纤苹果豆浆

保护胃肠 + 修复胃黏膜

材料：

苹果1个，无糖豆浆150毫升

做法：

❶ 苹果洗净，去皮、核，切块备用。

❷ 将苹果块和无糖豆浆放入果汁机中，打匀成汁即可。

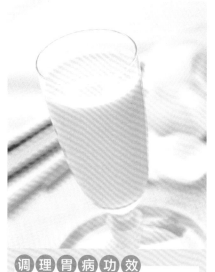

调理胃病功效

　　苹果含有维生素A、B族维生素，可保护消化器官，所含维生素C可修复胃黏膜。搭配富含蛋白质的豆浆，可增强体力，适合胃病患者饮用。

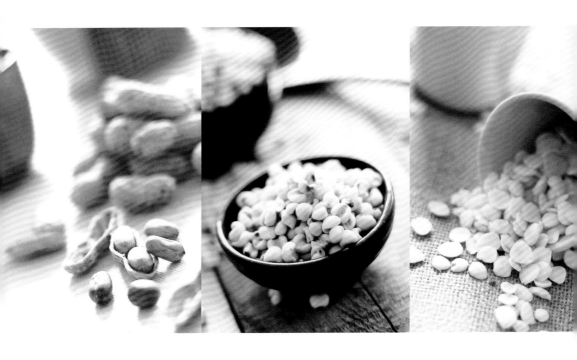

杂粮坚果类

　　杂粮已成为现代人的养生主食，其所含脂类物质和坚果所含脂肪都属于对身体有益的不饱和脂肪酸，有抑制胃酸分泌、保护胃肠黏膜、避免黏膜受胃酸侵蚀的功效。不饱和脂肪酸容易被胃肠吸收，能抑制幽门螺杆菌的生长，降低消化性溃疡的发病率。

　　杂粮和坚果中的膳食纤维含量丰富，对于不喜欢吃蔬菜的人来说，可用杂粮替代精制米面作主食食用，有助于预防便秘。高品质的植物蛋白也是强身健体的优质营养。

提示 促进消化和新陈代谢，预防便秘

芝麻

健胃有效成分

维生素E、
钙、铁

食疗功效

润肠通便、
益阴养胃

- **别名：** 胡麻、脂麻、油麻

- **性味：** 性平，味甘

- **营养成分：**
蛋白质、脂肪、膳食纤维、卵磷脂、芝麻素、B族维生素、
维生素E、钠、钙、钾、铁、磷、铜、镁、硒

○ **适用者：** 一般人、便秘者　✗ **不适用者：** 经常腹泻者，口腔溃疡、牙痛患者

🍎 芝麻为什么能改善胃病？

1 芝麻含有芝麻素，可抑制体内脂质氧化，增强细胞的抗氧化能力，预防胃癌发生。

2 芝麻中的B族维生素能维持神经功能正常，增强细胞活力，有助于胃病患者提高自身抗压力、维持情绪稳定，降低胃病发病率。

3 芝麻含有维生素E和膳食纤维，能滋润肠道，促进胃肠消化功能，预防大便燥结、痔疮等问题。

😊 芝麻主要营养成分

1 芝麻的脂肪含量高，且绝大多数都是有益人体的不饱和脂肪酸，黑芝麻的膳食纤维含量比等量白芝麻高，有预防便秘的作用。

2 芝麻的主要成分为维生素E、烟酸、芝麻素，是一种极佳的抗氧化食物。芝麻中的钙、铁含量高，可稳定神经。

3 白芝麻与黑芝麻成分相近，但前者膳食纤维、钙、铁含量相对较少，脂肪较多，所以整体看来，黑芝麻的营养较丰富。

🍄 芝麻食疗效果

1 芝麻的铁含量丰富，可预防缺铁性贫血。

2 黑芝麻是高钙食物，黑芝麻中的钙含量远高于白芝麻。钙能促进体内铁的代谢，调节神经，放松紧绷的肌肉。

3 中医认为，黑芝麻能生津液，有润肠、治疗便秘和失眠的功效。

4 《本草纲目》记载，持续食用黑芝麻100天，能使面目光泽不退，有白发返黑、落齿再生的功效。

☀ 芝麻食用方法

将整粒芝麻以微火炒香、榨油，或者搅碎食用，都可以完整摄取芝麻中的芝麻素、维生素E。搅碎后的芝麻较易消化，较适合胃病患者食用。

☎ 芝麻食用注意事项

1 芝麻吃多了易上火，牙痛、口腔溃疡者不宜食用。

2 芝麻的脂肪含量较多，欲减肥者宜控制芝麻食用量。

芝麻牛蒡鸡片

促进消化＋润肠通便

材料：

黑芝麻10克，鸡肉150克，牛蒡50克，低筋面粉100克，鸡蛋1个（取蛋黄），胡萝卜丝、凉开水各适量

调味料：

橄榄油、低钠酱油、糖各1小匙，盐、胡椒粉各1/4小匙

做法：

❶ 鸡肉洗净切小片，和低钠酱油、糖、胡椒粉拌匀腌5分钟；牛蒡洗净，去皮切丝备用。

❷ 低筋面粉、盐和蛋黄混合，慢慢加凉开水调成面糊。

❸ 将腌制的鸡肉丝和牛蒡丝、胡萝卜丝、面糊及黑芝麻拌匀，入油锅煎至八分熟，再放入烤箱烤熟，逼出多余油脂即可。

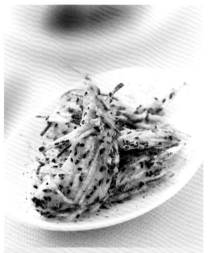

调理胃病功效

芝麻含有B族维生素，可增强细胞活力，稳定情绪，减少胃病发病率；鸡肉中的维生素A能预防消化性溃疡，还可以促进消化和润肠通便。

凉拌芝麻豆腐

稳定情绪＋预防神经性胃炎

材料：

黑芝麻、白芝麻各3克，豆腐75克，山芹菜叶10克

调味料：

低钠酱油1小匙，甜酒酿2小匙，七味粉少许

做法：

❶ 黑芝麻和白芝麻放入烤箱烤熟；山芹菜叶洗净，切碎；豆腐切片。

❷ 将低钠酱油和甜酒酿调匀，制成调料汁。

❸ 豆腐片、山芹菜叶碎盛盘，淋上调料汁，最后撒上黑芝麻、白芝麻和七味粉即可。

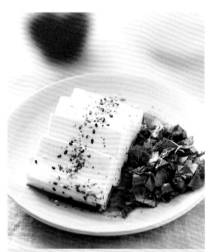

调理胃病功效

芝麻含有B族维生素，能维持神经功能正常，预防神经性胃炎，增强细胞活力，有助于胃病患者提高自身抗压能力、降低胃病发病率。

黑芝麻山药蜜

清除自由基＋保护胃黏膜

材料：
山药150克，胡萝卜50克，黑芝麻粉2大匙，凉开水适量

调味料：
蜂蜜2小匙，玉米粉1小匙

做法：
1 将玉米粉和1小匙凉开水调匀，制成玉米粉水备用。
2 山药、胡萝卜洗净去皮，切丁备用。
3 汤锅加凉开水煮沸，放入山药丁、胡萝卜丁煮25分钟。
4 加入黑芝麻粉和蜂蜜拌匀，再用玉米粉水勾芡即可。

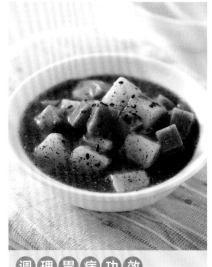

调理胃病功效

黑芝麻含有花青素，能清除自由基，保护胃黏膜；山药能滋养补益，适合食欲不振、易疲倦、元气不足的脾胃虚弱者食用。

芝麻豆浆

促进代谢＋舒缓紧张情绪

材料：
牛奶100克，豆浆150克，黑芝麻60克

调味料：
糖适量

做法：
1 取2/3的黑芝麻研磨成粉。
2 将牛奶和豆浆混合，加入黑芝麻粉调匀，以大火煮沸后，转成小火再煮10分钟。
3 加入糖，撒上未研磨的黑芝麻即可。

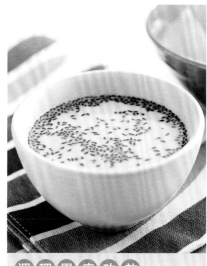

调理胃病功效

芝麻富含维生素E、膳食纤维，能促进消化，调节代谢。每天适量饮用此饮品，能预防因情绪紧张引起的消化系统疾病。

花生

健胃有效成分
镁、钙、B族维生素、
维生素E、维生素K

食疗功效
增进食欲、
缓解焦虑

● **别名：** 长生果、地豆、落花生、香果

● **性味：** 性平，味甘

● **营养成分：**
蛋白质、脂肪、膳食纤维、维生素A、B族维生素、维生素E、维生素K、卵磷脂、白藜芦醇、钠、钙、钾、铁

○ **适用者：** 吸收能力差、虚弱体质者　✗ **不适用者：** 胆功能不全者、血栓病患者

🍎 花生为什么能改善胃病？

1 花生含有可提高抗压性、稳定神经系统的B族维生素、泛酸、镁、钙等营养成分，可预防因神经紧张、抑郁、焦虑引起的胃肠疾病。

2 花生含有卵磷脂，能维持雌激素分泌正常，有助于降低溃疡的发病率。

3 花生中的烟酸、维生素E能缓解因情绪紧绷引起的腹泻，抑制胃酸分泌，促进蛋白质、脂肪、糖类正常消化、代谢，并降低慢性胃炎的发病率。

☀ 花生主要营养成分

1 花生的脂肪含量高，但75%以上都为有益健康的不饱和脂肪酸。

2 花生中的维生素B6含量比其他坚果高，能改善身体浮肿和恶心的症状。

3 花生还含有具有凝血作用的维生素K和抗衰老的白藜芦醇。

4 花生的铁含量相当高，食用30~40克花生就能满足成人一天对铁的需求；锌的含量也很丰富。

🍙 花生食疗效果

1 花生中的维生素B6可维持肝脏功能正常运作，促进体内新陈代谢，对长期应酬、饮酒过量的人，有保护肝脏的功效。

2 花生的钾含量高，能改善因胃肠功能差、上吐下泻造成钠流失，进而使体内发生电解质不平衡的问题。

3 花生中的维生素K可促进血液凝固，对急性胃出血、胃肠溃疡出血患者而言，有很好的止血作用，能保护胃肠黏膜。

4 花生含有钙和铁，可预防和治疗失血引起的贫血。

☀ 花生食用方法

1 花生不宜生吃，生花生含有胃蛋白酶抑制剂，会影响蛋白质的消化吸收。

2 花生可用炖、卤、炸、煮的方式烹调。花生应该连外皮红衣一起吃，其有补气止血的作用。

✚ 花生食用注意事项

发霉的花生不要吃，以免因摄入黄曲霉素导致癌症。

萝卜卤花生

止血＋保护胃肠黏膜

材料：
花生仁200克，香菇丁50克，胡萝卜、白萝卜丁各100克，姜片20克，八角1粒，高汤600毫升，芹菜叶适量

腌料：
盐1/2小匙，凉开水100毫升

调味料：
蚝油2大匙

做法：
❶ 花生仁洗净，放入腌料中浸泡30分钟。
❷ 将除芹菜叶外的材料、蚝油放入锅中煮沸，转小火炖煮至花生仁熟软，盛盘后放上洗净的芹菜叶装饰即可。

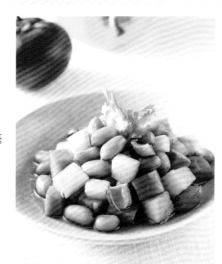

调理胃病功效

　　花生含有丰富的B族维生素，可消除疲劳、促进消化；还含有维生素K，有很好的止血作用，可保护胃肠黏膜。

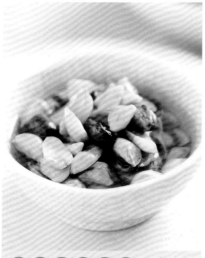

醋渍花生

抗衰防老＋抑制胃酸分泌

材料：
花生仁100克

调味料：
糙米醋550毫升

做法：
❶ 花生仁略洗后晾干。
❷ 把糙米醋和花生仁倒入容器中。
❸ 每隔一段时间，摇晃容器。
❹ 浸泡45天即可。

调理胃病功效

　　花生含有烟酸、维生素E，能缓解因情绪紧绷引起的腹泻，还能抑制胃酸分泌，以降低慢性胃炎发病率；所含白藜芦醇能抗衰防老。

杏仁

健胃有效成分
钙、镁、维生素B1、维生素B2、维生素C

食疗功效
促进消化、护胃润肠

- **别名：** 杏实、杏子、杏仁果
- **性味：** 性温，味苦
- **营养成分：** 蛋白质、脂肪、膳食纤维、烟酸、维生素B1、维生素B2、维生素C、维生素E、多酚类化合物、苦杏仁苷、植物固醇、钠、钙、钾

○ 适用者： 一般人，便秘、高脂血症患者　　**✗ 不适用者：** 产妇、婴儿

杏仁为什么能改善胃病？

1 杏仁含有丰富的钙、镁，有舒缓情绪、放松紧绷肌肉的作用，患有因情绪和压力引起的慢性胃炎者，适量食用杏仁可改善不适症状。

2 杏仁含有类黄酮家族中的多酚类化合物、烟酸及维生素B1、维生素B2，常吃杏仁有提振精神、消除疲劳、维持神经传导纤维正常运作的作用，还可以舒缓紧张情绪，预防因压力引起的胃肠疾病。

杏仁主要营养成分

1 杏仁的热量是等量花生的1倍多，脂肪、膳食纤维的含量也不低，具有促进胃肠蠕动的功效，是很好的膳食纤维补充来源。

2 杏仁含有能镇定神经的维生素B1、维生素B2，烟酸的含量也很丰富。

3 杏仁的维生素E含量高于松子仁，具有养颜美容、润肠的功效。

杏仁食疗效果

1 杏仁性质温和，有润肠、通便、止血、镇咳的作用，由于肺和大肠互为表里，杏仁在清除肺热的同时，也能滋润大肠，软化大便，缓解便秘问题。

2 杏仁富含不饱和脂肪酸，能保护胃肠，又能降低幽门螺杆菌在胃肠内生存的概率。

杏仁食用和保存方法

1 杏仁是杏的核仁，可做成一般人爱吃的零食或甜品，也可制成保健食品，称为甜杏仁；药用北杏带点苦味，又称苦杏仁，可用来煲梨汤，有止咳润肺之效。

2 带褐皮的杏仁怕潮湿，宜存放在干燥通风的地方；去皮壳的杏仁易氧化产生油耗味，宜密封罐装并尽早吃完。

杏仁食用注意事项

药用杏仁的皮尖部位含有带微量毒性的杏仁苷，味苦，一次不要吃太多，以免中毒。

杏仁松饼

修复胃黏膜 + 护胃养胃

材料：
杏仁片、杏仁粉各30克，松饼粉150克，鸡蛋1个，鲜牛奶140毫升，草莓、薄荷叶各适量

调味料：
橄榄油1大匙

做法：

❶ 杏仁片放入烤箱烤至外表微黄，杏仁粉、松饼粉、鸡蛋、鲜牛奶调匀成面糊备用；草莓、薄荷叶洗净，草莓对半切开。

❷ 将杏仁片放入面糊中略拌，取平底锅加热放橄榄油，将面糊用大汤匙倒入锅中，小火煎约30秒后翻面煎熟，逐一煎出数个松饼，装盘时放上草莓、薄荷叶装饰即可。

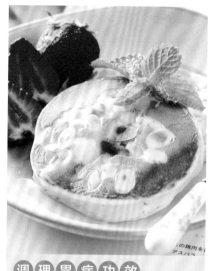

调理胃病功效

　　杏仁含有维生素A、维生素B2、维生素C、维生素E，具有保护胃黏膜、帮助消化、提高免疫力的功效，是很好的护胃食材。

鲜果杏仁饮

增强免疫力

材料：
哈密瓜、苹果、木瓜各50克，杏仁粉5大匙，杏仁碎20克，凉开水300毫升

做法：

❶ 哈密瓜、苹果、木瓜洗净，去皮、籽，切丁备用。

❷ 将水果丁、杏仁粉、凉开水放入果汁机中打匀，撒上杏仁碎即可。

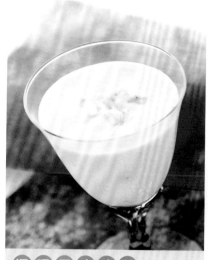

调理胃病功效

　　杏仁可搭配含维生素C和胡萝卜素的食物一起食用，以增强免疫力；杏仁皮纤维较粗，胃病患者宜细嚼慢咽，或者切碎食用。

薏仁

健胃有效成分
B族维生素、
薏苡素

食疗功效
利尿祛湿、
消除水肿

- **别名：** 薏米、薏苡仁、米仁、
  药玉米、菩提珠

- **性味：** 性凉，味甘

- **营养成分：**
  蛋白质、脂肪、膳食纤维、薏苡素、薏苡仁酯、氨基酸、B族
  维生素、维生素E、烟酸、钙、钾、铁、磷、镁、锌

○ **适用者：** 一般人，便秘、痔疮、体湿臃肿者　✗ **不适用者：** 孕妇、月经期女性、尿频者

薏仁为什么能改善胃病？

1. 薏仁性凉味甘，其药性能入脾、胃、肺经，中医常用薏仁来清热解毒、利水消肿、健胃整肠。

2. 薏仁在全谷杂粮类里属于低脂肪、低热量的谷物，脂肪含量不及花生，而且含有丰富的B族维生素、烟酸、薏苡素，有保护胃肠黏膜、调节自主神经的作用。

3. 薏仁可替代米饭作为主食，是生活中常见的保健食材。

薏仁主要营养成分

薏仁含有蛋白质、脂肪、维生素B1、钾、钙、铁、氨基酸、薏苡素、薏苡仁酯、膳食纤维等营养成分。

薏仁食疗效果

1. 薏仁所含的水溶性膳食纤维可清除体内代谢产物，预防痔疮、大肠癌。

2. 薏仁含有特殊的薏苡素，可增强淋巴细胞对病毒、癌细胞的杀伤力，帮助人体提高免疫力。

3. 薏仁含有钾，可帮助人体排出体内多余的钠，想减肥或新陈代谢缓慢、容易水肿的人，可多吃薏仁。

4. 薏仁所含的膳食纤维黏性高，容易使人产生饱腹感。

5. 薏仁中的脂肪，为有益人体代谢的油酸、亚麻酸、棕榈酸，对水肿型肥胖者来说，可排便、利尿、祛除体内湿气，帮助减重。

6. 薏仁的油脂为单不饱和脂肪酸，适合高脂血症、心血管疾病患者食用。

7. 薏仁中镁、锌的含量比小米、小麦、燕麦多，有促进神经传导、调节免疫力的作用。

8. 薏仁的麸皮中含维生素B1，能增进胃肠蠕动，预防便秘、神经发炎。

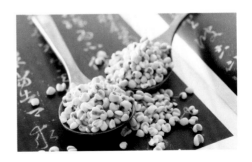

☀ 薏仁食用方法

1 没有去除麸皮的红薏仁，营养价值比白薏仁高，过敏体质者也能吃，但口感比较粗硬，需要较长的烹调时间。

2 薏仁和红豆同煮最养生，将薏仁泡水软化，再反复焖煮，更容易松软、熟烂。

3 薏仁可以和海带、排骨一起熬汤，有抗衰老、抗癌的功效；或者和猪肚、山药、芡实、茯苓炖成汤品，具有健脾养胃的功效。

4 单喝薏仁汤或薏仁浆，有美白肌肤、促进体内代谢产物排出的好处。要注意的是，薏仁不易煮熟，烹煮前要以温水浸泡3小时才易熟软。

♨ 薏仁食用注意事项

1 薏仁有利尿的作用，孕妇要小心食用，避免子宫收缩过度导致流产。

2 薏仁性寒，月经期女性应慎食。

和风薏仁鲜蔬沙拉

促进胃肠蠕动 + 保护消化道

材料：
熟薏仁20克，生菜2片，小西红柿6颗，小黄瓜50克，凉开水75毫升，蓝莓适量

调味料：
陈醋、淀粉、橄榄油各1小匙，盐1/2小匙

做法：

① 小黄瓜洗净，切丁；小西红柿洗净，切半；蓝莓洗净，切片。

② 凉开水和盐放入锅中煮沸，加淀粉勾芡，冷却后拌入陈醋和橄榄油，制成和风酱。

③ 将生菜铺于盘中，放入熟薏仁、小黄瓜丁、小西红柿块、蓝莓片，淋上和风酱拌匀即可。

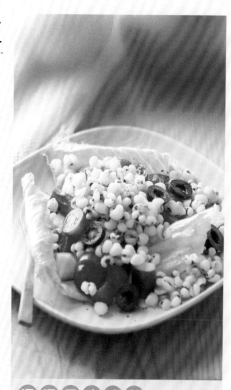

调理胃病功效

薏仁中的维生素B₁能促进胃肠蠕动，钙、镁能缓解因紧张引发的胃部疾病；小西红柿富含维生素A，对消化道具有保护作用。

四神鸡汤

调整胃肠 + 帮助消化

材料：
莲子、薏仁各30克，芡实、怀山药各20克，当归2克，姜片10克，鸡肉300克，凉开水1500毫升

调味料：
盐1½小匙，米酒1大匙

做法：
❶ 将所有中药材、姜片洗净；鸡肉剁小块，放入沸水中汆烫冲净后备用。
❷ 将所有材料及米酒放入锅中煮沸，转小火炖煮1小时，熄火前加盐调味即可。

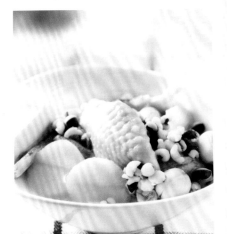

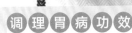

调 理 胃 病 功 效

　　四神鸡汤具有帮助消化、调整胃肠的功效，特别适合消化不良、脾胃虚弱者滋补之用。但其淀粉含量高，想减肥的人宜酌量食用。

百合薏仁汤

促进消化 + 改善胃炎

材料：
薏仁100克，百合30克，水2000毫升

调味料：
冰糖1大匙

做法：
❶ 将百合和薏仁洗净。
❷ 薏仁泡水1小时后，和百合一起放入锅中加水煮沸，转小火续煮1小时。
❸ 起锅前加入冰糖调匀即可。

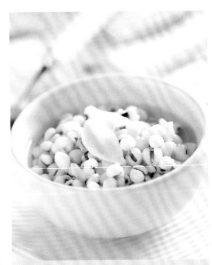

调 理 胃 病 功 效

　　薏仁含维生素B_1，能促进消化；百合对因经常熬夜、睡眠品质不佳、长期精神紧张等导致的胃炎，具有明显改善作用。

元气杂粮粥

促进胃肠蠕动＋提高免疫力

材料：
芡实、薏仁、莲子、红枣、桂圆各8克，大米120克，凉开水1000毫升

调味料：
冰糖适量

做法：
❶ 将除凉开水外的全部材料洗净，放入锅中。
❷ 加入凉开水一起熬煮成粥。
❸ 起锅前以冰糖调味即可。

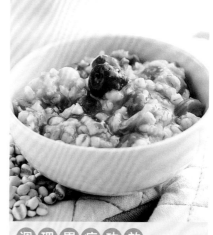

调理胃病功效

　　芡实、薏仁、莲子含丰富的水溶性膳食纤维，可清除体内代谢产物，促进胃肠蠕动。薏仁还含有特殊的薏苡素，能提高细胞免疫力。

海带薏仁粥

养胃祛湿＋清热泻火

材料：
海带结20克，薏仁25克，凉开水200毫升

做法：
❶ 海带结清洗干净后放入锅中，加水煮沸。
❷ 加入薏仁一起熬煮成粥即可。

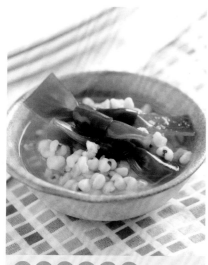

调理胃病功效

　　海带薏仁粥能有效清除肠道内的代谢产物，还可清热泻火，并有助于强健脾胃，祛除体内湿气，利水消肿。

小麦

健胃有效成分
膳食纤维、铁、
B族维生素、维生素E

食疗功效
安定心神、
促进消化

- **别名：** 白麦、淮麦、浮小麦

- **性味：** 性微寒，味甘

- **营养成分：**
蛋白质、糖类、不饱和脂肪酸、膳食纤维、维生素B_1、维生素B_2、维生素B_6、维生素C、维生素E、植物固醇、卵磷脂、烟酸、钾、钙

○ 适用者： 一般人，体力虚弱、容易心悸不安者　　**✗ 不适用者：** 过敏体质者

🍎 小麦为什么能改善胃病？

1 小麦富含维生素B_2、维生素B_6、钙、铁等营养成分，可温补脾胃、稳定情绪，对因情绪紧张引起的胃痛、腹胀、胃肠痉挛，有缓解的作用。

2 小麦含有维生素B_1，可预防和治疗脚气病、神经炎，植物固醇能降低血液中胆固醇的含量。

3 《本草拾遗》中记载，小麦可滋养胃肠、长肌肉、补体力、治虚劳。

小麦主要营养成分

1 小麦含丰富的蛋白质、不饱和脂肪酸、糖类，膳食纤维含量尤其丰富。

2 小麦中烟酸的含量在谷类中仅次于糙米，能维持消化功能的正常运作。

3 小麦胚芽含有丰富的维生素B_6，可防治神经、皮肤疾病。

小麦食疗效果

1 小麦所含膳食纤维对消化系统有益，可以防治便秘、痔疮、大肠癌等疾病，对糖尿病和心脏病也有预防作用。

2 从发芽的小麦种子中提炼出的小麦胚芽油是很好的天然维生素E的来源，常被制成维生素E保健食品，用来预防动脉硬化、延缓脑力退化。

3 小麦皮含丰富的B族维生素和蛋白质，可以放松神经、改善脚气病及末梢神经炎。

4 小麦所含的水溶性蛋白质具有控制餐后血糖升高的功效。

☀ 小麦食用方法

1 小麦碾过后，麦粒可直接煮食；也可磨成面粉，做成包子、馒头、面包、点心等食品。

2 小麦胚芽粉香味宜人，可调入牛奶、豆浆中饮用，能提高免疫力。

3 小麦也能提炼小麦胚芽油，其为有益人体的食用油。

✚ 小麦食用注意事项

消化功能不好的人，食用以小麦制成的食品，应细嚼慢咽，让唾液中的淀粉酶与食物充分混合，可以促进消化，还能避免刺激胃酸分泌。

四季豆麦粥

安定神经＋补心益肾

材料：
四季豆30克，小麦80克，凉开水500毫升

做法：

❶ 四季豆洗净，去头尾和粗丝，切段；小麦洗净，泡水6小时后沥干备用。

❷ 取锅加凉开水煮沸，放入小麦，续煮约30分钟。

❸ 放入四季豆段煮熟即可。

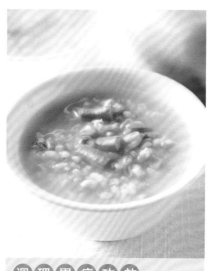

调理胃病功效

　　小麦含有不饱和脂肪酸、B族维生素、维生素E，和含有维生素B$_1$、维生素B$_2$、维生素B$_6$的四季豆一同烹煮，能安定神经、补心益肾。

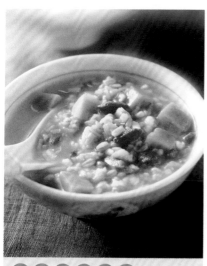

金瓜麦香粥

帮助消化＋保护胃黏膜

材料：
南瓜50克，小麦100克，枸杞子20克，凉开水750毫升

做法：

❶ 小麦洗净，泡水6小时；枸杞子洗净沥干备用；南瓜洗净，去皮去瓤，切块。

❷ 锅中加凉开水煮沸，放入南瓜块和小麦，以小火煮至小麦熟软。

❸ 熄火前10分钟，将枸杞子放入锅中煮软即可。

调理胃病功效

　　南瓜富含维生素A、维生素B$_{12}$，具有保护胃黏膜的功效；搭配含B族维生素的小麦煮成粥，具有稳定神经、促进消化的功效。

提示 助消化、降火气、益胃肠

小米

健胃有效成分
β-胡萝卜素、
B族维生素、维生素E

食疗功效
降胃火、
治消渴

- **别名**：粟米、黍米、黄粟、谷子
- **性味**：性微寒，味甘、咸
- **营养成分**：
  蛋白质、脂肪、膳食纤维、B族维生素、维生素E、β-胡萝卜素、钙、磷、铁、镁、锌

○ **适用者**：一般人、胃火旺盛者　✗ **不适用者**：虚寒体质者

🍎 小米为什么能改善胃病？

1 小米所含氨基酸种类多，所含蛋白质为低过敏蛋白，对胃肠不好、消化不良的人来说，一碗香浓的小米粥，可以补充人体所需的蛋白质，即便过敏体质的人和婴儿都可食用。

2 小米含有大部分全谷杂粮所没有的β-胡萝卜素，和维生素B₁、维生素B₂、维生素B₆一起，可预防口角生疮，修复溃疡，胃溃疡、脾胃虚弱者皆可适量食用。

3 小米有养胃、补虚损、益丹田的功效，中医认为，小米能降胃火，煮粥食用对产后妇女，或者病后体虚、腹泻、反胃呕吐者有益。

😊 小米主要营养成分

1 小米是全谷类中体积最小，但最能保存营养，又耐贮藏、耐烹调的主食。小米在去壳碾制的过程中，胚芽的营养成分几乎被完整保留，含有丰富的B族维生素、维生素E。

2 小米属于低热量、低脂肪的谷物，铁含量和锌含量都比较丰富。

🥣 小米食疗效果

1 《本草纲目》记载，小米无毒，可滋养肾气，祛除脾胃中的虚火，消渴，利小便。

2 小米含有淀粉酶，吃起来有甜味，产后妇女可用小米和桂圆、红枣煮成粥食用，以调养身体。

3 小米的膳食纤维含量介于燕麦和糙米之间，可促进肠道蠕动。

☀ 小米食用方法

1 小米可单独熬粥，但和其他全谷类搭配食用，能更好地吸收其营养。

2 小米磨成粉后，加入红枣、莲子可做成糕点。

3 煮小米粥时，不宜太稀。淘米时避免用手揉搓，不可长时间浸泡或用热水淘洗。睡前吃小米粥，可改善睡眠质量。

🏥 小米食用注意事项

小米性微寒，虚寒体质者应尽量少食用小米，否则易出现腹痛、腹泻症状。

枸杞子小米粥

增进食欲 + 健脾养胃

材料：
小米30克，糯米50克，枸杞子20克，凉开水500毫升

做法：
1. 枸杞子洗净；小米、糯米洗净，泡水6个小时后沥干备用。
2. 取锅加凉开水煮沸，放入小米、糯米，以小火炖煮至熟软。
3. 放入枸杞子炖煮至软即可。

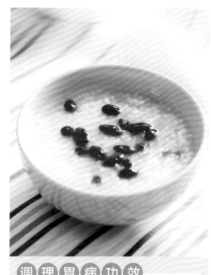

调 理 胃 病 功 效
　　小米富含维生素B1、维生素B12，能帮助消化、增进食欲。中医认为，小米有健脾养胃、滋阴补虚之效，适合脾胃虚弱者食用。

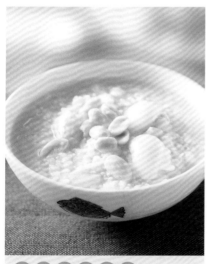

调 理 胃 病 功 效
　　花生含有丰富的抗氧化物质、矿物质和B族维生素、维生素E，再加上富含维生素B1、维生素B12的小米，具有帮助消化、增进食欲的功效。

百合花生小米粥

帮助消化 + 抗氧化

材料：
新鲜百合、糯米各30克，花生仁50克，小米70克，凉开水800毫升

做法：
1. 百合洗净沥干；花生仁、小米、糯米洗净，泡水6小时备用。
2. 取锅加凉开水煮沸，放入所有材料，以小火炖煮至材料熟软即可。

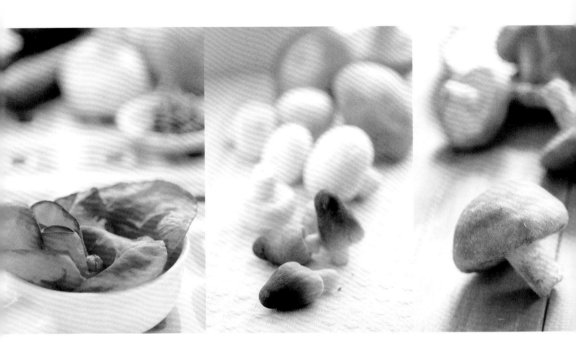

养生菇蕈类

多食用菇蕈类食物，可增强消化系统的免疫力。菇蕈类食物的脂肪、胆固醇含量低，口感清爽；膳食纤维和胶质丰富且质地细软，对消化功能差的人来说，吃菇蕈类食物既能补充蛋白质，又有促进消化、提振食欲的功效。

医学界已证实，菇蕈类具有抑制肿瘤生长的功效。如黑木耳、银耳所含的多糖、β-葡聚糖能增强免疫力，并保护消化系统不受癌细胞侵袭。

提示 保护胃肠黏膜，预防消化性溃疡

黑木耳

健胃有效成分
B族维生素、维生素K、膳食纤维

食疗功效
润肠通便、预防溃疡

- **别名：** 桑耳、云耳、黑菜、耳子、木茸
- **性味：** 性平，味甘
- **营养成分：**
  蛋白质、膳食纤维、多糖、植物性胶质、维生素B2、维生素D、维生素K、β-胡萝卜素、叶酸、卵磷脂、钾、钙

○ **适用者：** 一般人，便秘、痔疮、结石患者　　✗ **不适用者：** 孕妇，有消化道出血症状者

黑木耳为什么能改善胃病？

1 黑木耳含有维生素K，有促进血液凝固的作用，可缩短胃溃疡出血的时间，并协助溃疡部位愈合，保护胃肠黏膜病灶不受胃酸侵蚀，预防胃溃疡复发。

2 黑木耳含有丰富的胶质，能吸附残余代谢产物，连同其他食物残渣一起排出体外。

3 黑木耳所含的水溶性胶质会吸收肠道中多余的脂肪，减少人体对脂肪的吸收，刺激肠道蠕动，适量食用可清洁胃肠。

黑木耳主要营养成分

1 黑木耳的主要营养成分为多糖，包括酸性多糖和β-葡聚糖等。

2 黑木耳含有植物性胶质，能够涤清肠道食物残渣，预防便秘、痔疮；此外还含有具有凝血作用的维生素K，钙、铁的含量也不低。

黑木耳食疗效果

1 黑木耳含铁量高，具有改善贫血、增强造血功能之效。

2 黑木耳中的植物胶质可降低血液中胆固醇和甘油三酯的含量，不但具有预防心血管疾病的功效，对高脂血症、冠心病、动脉粥样硬化等疾病，也有很好的改善作用。

3 干黑木耳也能入药，中医认为，干黑木耳有通畅血脉，健脾补气，治疗便秘、便血的作用。

黑木耳挑选和食用方法

1 购买时，尽量选择干黑木耳，食用时自行泡发即可。色泽深、耳小的木耳品质较佳，变烂、不易泡发的部分宜剔除不要食用。

2 黑木耳可和各种食材搭配烹调，因为它本身没有味道，所以可以适量用香辛食材、高汤提味。

黑木耳食用注意事项

1 黑木耳有抑制血小板聚集的作用，有消化道出血症状的人不宜食用。

2 孕妇不宜吃太多黑木耳，否则会影响胚胎的发育，有流产的风险。

木耳炒腐竹

保护胃黏膜＋促进胃溃疡愈合

材料：
黑木耳丝20克，腐竹1片，卷心菜丝200克，凉开水30毫升

调味料：
橄榄油2小匙，盐1/2小匙

做法：
❶ 腐竹泡软，切段备用。
❷ 橄榄油入锅烧热，加入黑木耳丝和腐竹段炒香。
❸ 加入卷心菜丝、凉开水一起快炒，最后加盐炒匀即可。

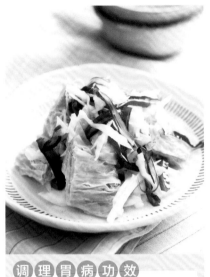

调理胃病功效

　　黑木耳含有维生素K，能促进血液凝固，缩短胃溃疡出血时间；所含多糖可协助胃溃疡愈合，并保护胃肠黏膜病灶不受胃酸侵蚀。

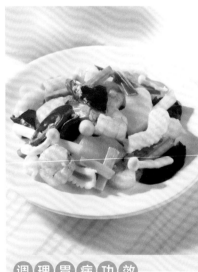

调理胃病功效

　　黑木耳、蟹味菇含多糖，能保护胃黏膜，预防胃溃疡；菠萝、胡萝卜含丰富的膳食纤维，可促进消化，并预防大肠癌。

什锦炒木耳

健胃防癌＋促进消化

材料：
黑木耳、蟹味菇、虾仁各50克，菠萝30克，胡萝卜、葱段各10克，辣椒1/2个，姜片5克，鱿鱼60克

调味料：
白醋、高汤、香油各1小匙，橄榄油2小匙，盐、米酒各1/2小匙

做法：
❶ 黑木耳、菠萝、胡萝卜、辣椒洗净，切片；蟹味菇洗净，剥散备用。
❷ 鱿鱼切花，和虾仁皆以沸水氽烫备用。
❸ 热锅放橄榄油，爆香葱段、姜片、辣椒，放蔬果和菇类炒匀，再放虾仁、鱿鱼和调味料快炒至熟即可。

黑木耳炒鸡片

益胃养身＋补充营养

材料：
去骨鸡腿肉、泡发黑木耳各150克，大蒜末10克，红甜椒丝、葱丝各适量

腌料：
米酒、酱油各1大匙

调味料：
盐、黑醋各1小匙，橄榄油适量

做法：
1. 去骨鸡腿肉洗净切条，拌入腌料，腌渍约20分钟至入味；泡发黑木耳切片，备用。
2. 热锅放橄榄油，爆香大蒜末，依序放入鸡腿肉条、黑木耳片拌炒至熟。
3. 加盐、黑醋、红甜椒丝、葱丝拌匀即可。

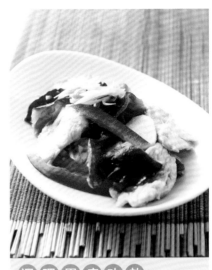

调理胃病功效

　　黑木耳含有维生素K，凝血、止血作用佳，可保护胃肠黏膜；且其营养价值高，能益胃养身、促进消化。

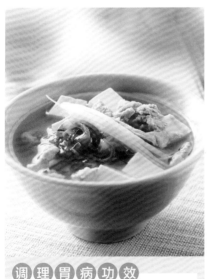

调理胃病功效

　　新鲜黑木耳的维生素B_2含量高于肉类，还富含铁和维生素C，对胃病患者而言，可促进消化、提振食欲，是滋补的好食材。

木耳豆腐羹

促进消化＋提振食欲

材料：
黑木耳丝、猪肉条各50克，党参粉、葱丝、姜丝各10克，豆腐丁100克，高汤500毫升

调味料：
橄榄油2小匙，盐、白醋各1小匙，香油适量

做法：
1. 热锅放橄榄油，爆香姜丝，依序放入猪肉条、黑木耳丝拌炒。
2. 放入高汤、豆腐丁煮沸，加党参粉，转小火续煮15分钟。
3. 加入其余调味料和葱丝略煮即可。

银耳

健胃有效成分
植物蛋白、胶质、膳食纤维、多糖

食疗功效
滋阴养胃、消除胀气

- **别名：** 白木耳、雪耳、银耳子
- **性味：** 性平，味甘
- **营养成分：**
  蛋白质、膳食纤维、维生素D、多糖、卵磷脂、胶质、叶酸、泛酸、钾、钙、磷

○ **适用者：** 一般人   ✗ **不适用者：** 风寒感冒患者、患有出血性疾病者

🍎 银耳为什么能改善胃病？

1. 银耳含植物蛋白、胶质，不仅能滋润黏膜、保护胃黏膜、促进细胞再生，还能增加皮肤弹性。

2. 银耳中的水溶性膳食纤维有促进胃肠蠕动、降低脂肪吸收率的功效，可提振食欲、促进消化。

3. 银耳所含的多糖可协助肝脏清除残余代谢产物，除了能增强人体对外来病毒、病菌的抵抗力，还能有效抑制胃癌、直肠癌的发生。

🌼 银耳主要营养成分

1. 银耳是低脂肪、无胆固醇、低热量、富含植物蛋白和胶质的食物，能滋润消化器官黏膜，不易造成消化负担。

2. 银耳的膳食纤维含量在菇蕈类中名列前茅，有助于清除肠道废物；且其多糖含量丰富，能增强免疫力。

🍲 银耳食疗效果

1. 银耳性平，味甘，没有毒性，入胃、肺、肾经，有助于养胃、滋阴、生津、益气、润肺。

2. 银耳富含胶质，不含胆固醇，价格也很实惠，人们十分推崇银耳的食疗价值，常称银耳为"平民的燕窝"。

3. 将剁碎的银耳和红豆、薏仁、红枣、莲子一起炖甜汤，可养胃益气。

☀ 银耳挑选和食用方法

1. 天然的银耳外观会呈现淡黄褐色，没有酸味或化学异味；色白、过大的银耳可能经过加工处理，应避免购买。

2. 银耳食用之前要先泡发，去除硬蒂、杂质，不易泡发的部位要剔除，特别是浅黄色的硬块。

3. 煮银耳时，水沸后应再多焖几分钟，让银耳的胶质全部释出，呈黏稠状，如此人体才能充分吸收其营养。

🍵 银耳食用注意事项

1. 银耳不宜和含鞣酸的食物（如菠萝）一起吃，以免刺激胃肠，引起不适。

2. 银耳有抗凝血的作用，患有出血性疾病者，应避免食用。

3. 银耳可搭配不同的食材烹调，冬天可以进补，夏天可以清热解毒。

银耳鸡蛋羹

保护胃黏膜 + 促进细胞再生

材料：
干银耳20克，鸡蛋2个，凉开水1000毫升

调味料：
冰糖2大匙

做法：

❶ 干银耳洗净，用温水泡20分钟，去除杂质和蒂头，用水冲洗干净；鸡蛋打散备用。

❷ 银耳撕成小片，放入锅中，加入冰糖和凉开水，煮沸后转小火续煮30分钟，至银耳熟烂。

❸ 打入蛋汁，煮沸即可。

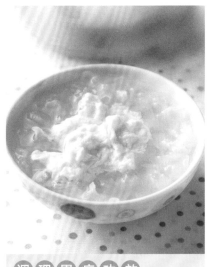

调 理 胃 病 功 效

　　银耳含植物蛋白、胶质，能保护胃黏膜，促进细胞再生；鸡蛋中的维生素A有保护胃黏膜之效，可提高胃肠的消化吸收能力。

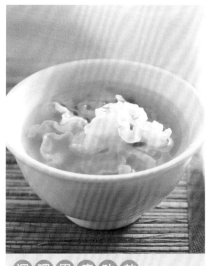

调 理 胃 病 功 效

　　黑木耳、银耳均有润肠益胃的功效，银耳富含水溶性膳食纤维和胶质，有促进胃肠蠕动的功效，可帮助排便，易腹泻者应酌量食用。

双耳冰糖饮

润肠益胃 + 帮助排便

材料：
干黑木耳、干银耳各20克，水800毫升

调味料：
冰糖1大匙

做法：

❶ 将干黑木耳、干银耳洗净，泡发，去蒂，切片备用。

❷ 取锅加水，倒入黑木耳和银耳，煮沸后加入冰糖，转小火炖煮1小时即可。

香菇

健胃有效成分
B族维生素、维生素C、多糖、甘露醇

食疗功效
提振食欲、清除废物

● **别名：** 香蕈、椎茸、冬菇、花菇

● **性味：** 性平，味甘

● **营养成分：**
蛋白质、多糖、氨基酸、甘露醇、香菇素、B族维生素、维生素C、维生素D、麦角固醇、钾、钙、磷、铁、镁

○ **适用者：** 一般人 ✗ **不适用者：** 痛风、肾功能不全者

🍎 香菇为什么能改善胃病？

1 香菇的香味让人食欲大开、唾液增加，能促进胃肠消化；其所含的多糖能抑制病毒生长，有杀菌作用。

2 香菇含利尿、通便的甘露醇和丰富的膳食纤维，可协助人体将肠道、血液、细胞、肾脏内的代谢废物排出体外，是极佳的食材。

3 新鲜香菇含有B族维生素、维生素C，有修复黏膜，促进组织愈合、再生的功效，胃溃疡患者可适量食用。

香菇主要营养成分

1 香菇为低热量、高纤食物，含多种氨基酸和多糖，经常食用有助于消除疲劳。

2 香菇含有独特的香菇素、甘露醇，能降低胆固醇、抵抗病毒、提高人体免疫力。

香菇食疗效果

1 香菇含有麦角固醇，它是维生素D的前驱物质，在小肠内可促进人体对钙的吸收。

2 多吃香菇，然后多晒太阳，在强健骨骼的同时，也有稳定情绪、令人心情愉悦的作用。

3 香菇含有抗肿瘤的β-葡聚糖，会刺激小肠黏膜中的淋巴结，活化巨噬细胞，提高免疫力。

4 香菇中的胆碱、香菇素可预防胆固醇沉积在血管中，有降血脂的作用。

5 香菇中的膳食纤维含量丰富，能促进排便，使体内代谢产物被排出体外，降低胆固醇。

香菇食用方法

1 香菇可入菜，也能当香料提味，烫熟后凉拌，或者和其他食材拌抄、炖成补汤。

2 干香菇的香味比新鲜香菇浓郁，可先用冷水泡软、去除硬蒂再烹调。泡香菇的水含有很多营养成分，可以用来煮汤。

香菇食用注意事项

香菇的膳食纤维含量丰富，经常腹泻者或脾胃虚寒者不要一次吃太多。

凤翼香菇汤

利尿通便＋保护胃黏膜

材料：
红枣10颗，干香菇6朵，花生仁10克，鸡翅4只，凉开水800毫升

调味料：
米酒1大匙，盐1小匙

做法：

❶ 干香菇洗净去蒂，用凉开水泡软；红枣、花生仁洗净；鸡翅氽烫备用。

❷ 将以上材料和米酒、泡干香菇的水放入锅中，煮沸后转小火炖煮30分钟。

❸ 起锅前加盐调味即可。

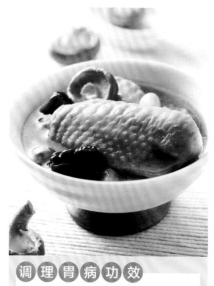

调理胃病功效

香菇所含的甘露醇能利尿、通便，协助人体将体内代谢产物排出，是保护胃肠的食物；鸡翅含维生素A、维生素C，能保护胃壁。

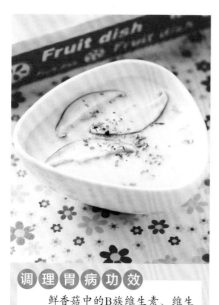

调理胃病功效

鲜香菇中的B族维生素、维生素C能修复胃黏膜、帮助消化；山药含黏蛋白和甘露聚糖，有保护胃肠黏膜的作用，可以改善胃溃疡。

香菇山药蒸蛋

修复胃黏膜＋改善胃溃疡

材料：
鲜香菇50克，山药30克，鸡蛋2个，葱花10克，高汤300毫升

调味料：
盐、米酒各1小匙

做法：

❶ 鲜香菇洗净，切薄片；山药洗净去皮，磨成泥；鸡蛋打散，加入调味料拌匀，用滤网过筛后备用。

❷ 将以上材料和高汤拌匀倒入碗中，包一层保鲜膜，放入蒸锅中蒸约15分钟后熄火，撒上葱花，闷约1分钟即可。

小白菜炒香菇

修复胃黏膜 + 提振食欲

材料：
小白菜200克，鲜香菇10朵，大蒜1瓣

调味料：
盐、橄榄油各1/2匙

做法：
1. 鲜香菇洗净，去蒂；小白菜洗净，切段；大蒜去皮，拍碎备用。
2. 橄榄油入锅烧热，爆香大蒜碎，依序放入鲜香菇、小白菜段拌炒。
3. 起锅前加盐炒匀即可。

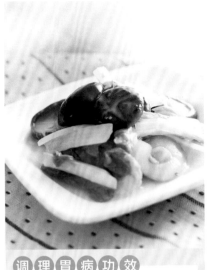

调理胃病功效

鲜香菇富含B族维生素、维生素C，可帮助消化、提振食欲、修复黏膜，但其富含膳食纤维，胃病患者应酌量食用，以免引起消化不良。

鲜菇烩卷心菜

保护胃肠黏膜 + 促进代谢

材料：
鲜香菇5朵，卷心菜200克，胡萝卜30克，大蒜1瓣，凉开水1大匙

调味料：
淀粉、盐各1小匙，橄榄油1大匙，香油适量

做法：
1. 鲜香菇洗净，切片；卷心菜洗净，切片；胡萝卜洗净，去皮切片；大蒜去皮，拍碎；淀粉加凉开水调匀。
2. 橄榄油入锅烧热，爆香大蒜碎，放入鲜香菇片、胡萝卜片、卷心菜片炒匀。
3. 加入盐、香油拌匀，最后倒入水淀粉勾芡即可。

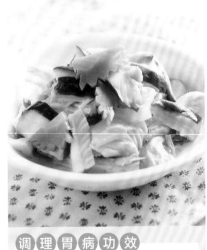

调理胃病功效

香菇富含膳食纤维，可促进体内代谢废物排出，保护胃肠健康；卷心菜含有维生素U，能治疗胃溃疡，保护胃肠黏膜。

杏鲍菇

健胃有效成分
B族维生素、
膳食纤维

食疗功效
提振食欲、
降低癌症发病率

● **别名：** 帝王菇、皇子菇
　刺芹侧耳

● **性味：** 性平，味甘

● **营养成分：**
蛋白质、多糖、抗菌素、膳食纤维、β-葡聚糖、香菇素、B族维
生素、维生素D、麦角固醇、钾、钙、磷、铁、镁、锌、钠

○ **适用者：** 一般人　✗ **不适用者：** 痛风、肾脏病患者

杏鲍菇为什么能改善胃病?

1 杏鲍菇中的水溶性膳食纤维，在肠道内
发生膨胀可降低肠道对脂肪的吸收，促
使代谢废物快速排出体外，降低肠道癌
症发病率，是保肠健胃的理想食材。

2 杏鲍菇的寡糖含量高，适合胃病患者食
用；还含有抗肿瘤的多糖，有助于预防
肠癌、胃癌。

3 杏鲍菇含B族维生素，能保护胃肠黏
膜；含有的钙、维生素D在强化骨质的
同时，也能稳定情绪、镇定神经。

4 杏鲍菇性平，味甘，可理气化痰、健肠
胃、益气。

杏鲍菇主要营养成分

杏鲍菇含丰富的膳食纤维、钠、
钙、磷、钾、铁、B族维生素、多糖和
抗菌素等。

杏鲍菇食疗效果

1 杏鲍菇含有多种人体生长所必需的氨基
酸，能增强体质和体力。

2 杏鲍菇含有可抑制肿瘤生长的多糖；含
有的B族维生素、维生素D、锌有增强
免疫力的作用。

3 杏鲍菇的膳食纤维含量丰富，有助于促
进胃肠蠕动、预防便秘。

杏鲍菇挑选、食用和保存方法

1 宜挑菇柄粗大、颜色乳白、肉质肥厚的
杏鲍菇，口感才会脆而有韧劲；菇伞皱
褶里若有黑色物质，表示个体不新鲜，
口感会硬而无味。

2 将菇柄对切后用炭烤，撒点胡椒盐，最
能吃出杏鲍菇的原味；切片和肉类同
炒，也十分可口。

3 杏鲍菇需要在4～5℃的环境下保存，
才不易变质腐坏。没吃完的杏鲍菇可密
封放入冰箱，1周内吃完最好。

4 当杏鲍菇表面出现褐变、湿黏或有其他
菌丝时，不宜再食用。

杏鲍菇食用注意事项

菇类的嘌呤含量偏高，痛风、肾脏
病患者忌食。

洋菇

健胃有效成分
多糖、
B族维生素

食疗功效
保护胃肠黏膜、
提振食欲

- **别名：** 蘑菇、西洋松茸、纽扣蘑菇

- **性味：** 性平，味甘

- **营养成分：**
  植物蛋白、多糖、香菇素、B族维生素、维生素C、维生素D、麦角固醇、钾、钙、磷

○ 适用者： 一般人　　**✗ 不适用者：** 痛风、患风湿性疾病、肾功能不全者

洋菇为什么能改善胃病？

1 洋菇的热量、脂肪含量非常低，却含有丰富且易被人体吸收的氨基酸，如精氨酸、谷氨酸等，对保护胃黏膜、修复胃溃疡，以及促进生长发育有帮助。

2 洋菇含香菇素、β-葡聚糖，可以抑制血液中癌细胞的生长，清除血液中胆固醇、肠道中的代谢产物，增加胃病患者对胃癌的抵抗力。

洋菇主要营养成分

1 洋菇中的烟酸含量丰富，能促进消化，减轻胃肠不适。

2 洋菇含菇类独有的香菇素，可抑制肿瘤细胞生长，预防胃癌。

洋菇食疗效果

1 洋菇的热量低，主要成分为水和植物蛋白，有护胃保肝的功效；所含的多种氨基酸可为细胞提供养分，维持器官正常工作。

2 洋菇含有可抗癌的多糖，所含维生素 B_1、维生素 B_2、维生素 B_6 可活化免疫细胞，协助肝脏分解代谢产物。

3 洋菇的锌含量丰富，可帮助伤口愈合、增强人体免疫力，对糖尿病患者而言，能稳定血糖。

洋菇食用和保存方法

1 洋菇耐久煮，营养和鲜味不易流失。可先用盐水清洗后切薄片，和蔬菜、肉类拌炒，或者单独烤、炸、煮西式浓汤，味道都很鲜美。

2 潮湿环境不利于洋菇保存，未用完的生洋菇宜保持干燥并冷藏，其保鲜期约为3天，久存易褐变、失去香味。

洋菇食用注意事项

1 洋菇的嘌呤含量高，肾功能不全者，有痛风、宿疾的人，不宜大量食用。

2 洋菇久放会呈黄褐色，这是正常现象。但如果洋菇过于亮白，可能是经过了漂白剂加工处理，反而不宜食用。

蘑菇烩鸡肉

预防癌症+增强抵抗力

材料：

去骨鸡腿肉块150克，洋菇片100克，大蒜末10克，胡萝卜片50克，高汤100毫升，葱末适量

调味料：

橄榄油、蚝油、米酒、酱油各1大匙

做法：

1 将米酒和酱油拌入去骨鸡腿肉块，腌渍约30分钟。

2 橄榄油入锅烧热，将去骨鸡腿肉块煎至两面微黄后起锅，用同锅余油爆香大蒜末。

3 放胡萝卜片、洋菇片炒香，倒入蚝油、高汤、去骨鸡腿肉块煮沸，转小火炖至汤汁收干，撒上葱末即可。

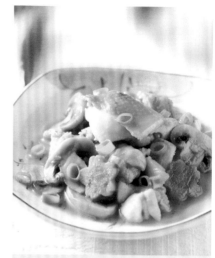

调理胃病功效

洋菇含18种氨基酸和丰富的多糖，是胃病患者增强抵抗力的好食物；鸡肉中的维生素A能预防胃肠溃疡。

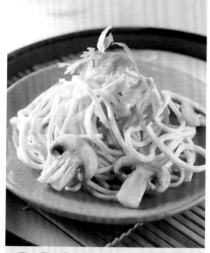

调理胃病功效

洋菇含有丰富的蛋白质，搭配豆干丝和胡萝卜丝，即为一道富含胡萝卜素和蛋白质的佳肴，具有修复胃黏膜、提振食欲的功效。

干丝拌蘑菇

提振食欲+修复胃黏膜

材料：

洋菇、豆干丝各100克，胡萝卜丝30克，香菜适量

调味料：

酱油1大匙，香油1小匙，盐1/2小匙

做法：

1 洋菇洗净切薄片，和豆干丝、胡萝卜丝一起放入沸水中汆烫后沥干；香菜洗净备用。

2 将调味料拌匀，再放入所有材料拌匀即可。

猴头菇

健胃有效成分
多糖、香菇素、B族维生素

食疗功效
提振食欲、促进消化

● **别名**：刺猬菌、猴头蘑、狮子莼、白发菇

● **性味**：性平，味甘

● **营养成分**：
蛋白质、脂肪、氨基酸、多糖、B族维生素、维生素C、香菇素、麦角固醇、钾、钙、磷、铁

○ **适用者**：一般人，十二指肠溃疡、胃病患者　✗ **不适用者**：皮肤过敏、腹泻者

🍎 猴头菇为什么能改善胃病？

1 猴头菇是所有菇类中，对胃病调养最有效的食材，含有β-葡聚糖、甘露糖等多糖，对癌细胞有很好的抑制作用。消化系统肿瘤患者术后食用猴头菇，可增强抗癌能力。

2 中医常以猴头菇作为胃病食疗之用，认为猴头菇可调和五脏六腑，促进消化，对十二指肠溃疡、胃溃疡、消化不良患者，以及经常食欲不振的人，有很好的补益作用。

☀ 猴头菇主要营养成分

1 猴头菇的热量和糖类含量只有等量香菇的一半，其主要成分为多种氨基酸、β-葡聚糖、甘露糖等，可以帮助细胞增强活力。

2 猴头菇中的烟酸、钾含量较多，有促进胃酸分泌、水液代谢的作用。

3 猴头菇所含的多糖对抑制癌细胞有明显的功效。

🍄 猴头菇食疗效果

1 猴头菇除含丰富的蛋白质外，还含有可活化神经细胞、协助细胞再生的B族维生素，能保护胃肠黏膜，稳定神经系统。充足的B族维生素可让人心情放松，避免神经衰弱、忧郁沮丧。

2 猴头菇含β-葡聚糖、甘露糖、维生素C等，可降低消化性溃疡、胃炎、胃癌、食管癌的发病率。

☀ 猴头菇挑选和食用方法

1 选购猴头菇时，以菇体饱满圆润、菌刺紧实不脱落、无异味者为佳。

2 猴头菇滋味鲜美，口感可媲美肉类，干品烹调前要先洗净、泡发，可用来红烧或炖汤。

🍵 猴头菇食用注意事项

1 消化功能差的人，吃猴头菇时宜细嚼慢咽。

2 皮肤过敏、腹泻者，不宜食用猴头菇。

红烧猴头菇

预防胃溃疡＋改善消化功能

材料：

猴头菇3朵，干叶豆腐1块，白萝卜100克，姜片10克，凉开水50毫升，小油菜适量

调味料：

橄榄油、蚝油各1大匙，糖1小匙

做法：

❶ 白萝卜、干叶豆腐洗净，切块；小油菜洗净；猴头菇泡软洗净，用手撕成块，备用。

❷ 橄榄油入锅烧热，爆香姜片，放入所有材料及蚝油、糖，以小火煮至汤汁收干即可。

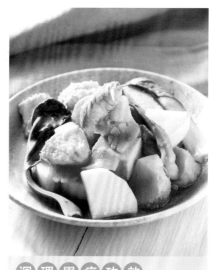

调理胃病功效

　　临床实验证明，食用猴头菇能改善消化功能。中医认为，猴头菇味甘，性平，能预防消化不良和消化性溃疡。

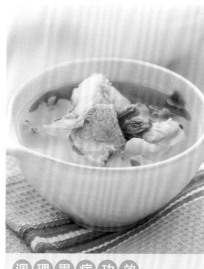

调理胃病功效

　　猴头菇含有丰富的烟酸和钾，有促进胃酸分泌的作用。猪肉和猴头菇同煮，能带出猴头菇的甘美口感，增进食欲。

猴头菇瘦肉汤

增强免疫力＋增进食欲

材料：

猴头菇2朵，猪肉片100克，葱20克，高汤600毫升

调味料：

橄榄油1大匙，盐1小匙，香油适量

做法：

❶ 猴头菇泡软，洗净切块；葱洗净，将葱绿和葱白分开，分别切丝。

❷ 橄榄油入锅烧热，爆香葱白丝，放入猴头菇块、猪肉片拌炒。

❸ 倒入高汤煮沸，转小火煮10分钟。

❹ 放入盐、香油、葱绿丝略煮即可。

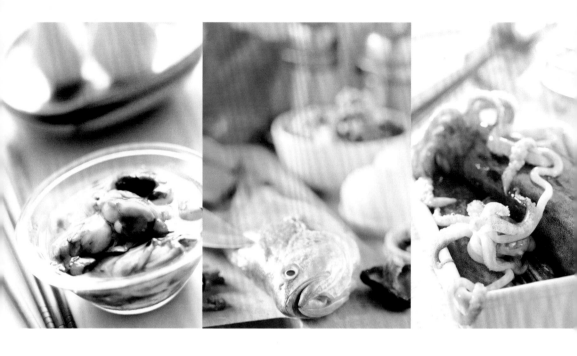

美味水产类

　　鱼类的肉质细腻，容易消化，其优质的脂肪和蛋白质对胃肠病患者、消化功能差的人来说，是补充营养、增强体力的好选择。只要避开肉质过于坚韧的贝类、头足类海鲜，挑选其他新鲜水产，并运用简单的烹调手法制作美食，就能减轻胃肠负担，达到开胃、提振食欲的效果。

　　水产类食物所含的不饱和脂肪酸、牛磺酸、B族维生素、烟酸等，都有维护血管、神经系统功能正常的作用。鱼类的锌、硒含量比其他肉类多，此外，鱼肉还含有许多特殊的营养成分，如鲑鱼含有虾红素，虾红素是对抗胃肠疾病和癌症的好帮手。

鲑鱼

健胃有效成分
维生素A、B族维生素、钙、锌

食疗功效
消除疲劳、稳定情绪

● **别名：** 三文鱼、大马哈鱼

● **性味：** 性温，味甘

● **营养成分：**
蛋白质、虾红素、EPA、DHA、维生素A、B族维生素、维生素D、维生素E、钾、钙、磷、铁、镁、锌

○ **适用者：** 一般人、脑力工作者　✗ **不适用者：** 过敏体质者、痛风患者、尿酸过高者

🍎 鲑鱼为什么能改善胃病？

1 鲑鱼富含不饱和脂肪酸EPA、DHA及维生素E，能保护胃肠、健全神经传导功能，促进消化器官黏膜的生长。

2 鲑鱼所含的EPA、DHA可抑制体内甘油三酯的增加，滋养免疫细胞，降低消化器官发炎、溃疡的概率。

3 鲑鱼的鱼肉色红，主要是因为含有虾红素。虾红素是类胡萝卜素的一种，有增强细胞免疫力、抑制癌细胞转移和生长的功效。多吃鲑鱼可增强消化系统黏膜的抵抗力，降低患癌率。

☀ 鲑鱼主要营养成分

1 鲑鱼含有丰富的不饱和脂肪酸EPA、DHA，是很好的抗氧化食物，其脂肪含量约为等量鳕鱼的一半。

2 鲑鱼的维生素A含量丰富，具有保护消化器官黏膜的作用。

3 鲑鱼中的维生素B_{12}、烟酸含量高，是消除疲劳、稳定神经的好食物。

🦷 鲑鱼食疗效果

1 鲑鱼富含不饱和脂肪酸，如EPA、DHA等，可增强脑力、延缓大脑衰老、预防阿尔茨海默病、控制血压和清除胆固醇。

2 鲑鱼含维生素A，有助于清除自由基，强化葡萄糖耐受性，帮助糖尿病患者降低血糖。

☀ 鲑鱼食用方法

1 新鲜的鲑鱼肉色橙红且透亮、有弹性，切片后可煎、蒸、烤、烧，鱼头、鱼鳍部位可煮面豉酱汤，鱼肚油脂丰厚，适合做生鱼片。

2 鲑鱼富含维生素B_6，但维生素B_6不耐热，容易在烹调过程中流失，若要摄取较多维生素B_6，宜将鲑鱼做成生鱼片，或者以腌渍的方式烹调。

✚ 鲑鱼食用注意事项

尿酸过高者和痛风患者，以及过敏体质者不宜多吃。

芦笋鲑鱼卷

暖胃润肠 + 促进胃黏膜生长

材料：

鲑鱼40克，芦笋2根

调味料：

陈醋1小匙，黑胡椒粒少许

做法：

❶ 芦笋洗净去皮，切小段；鲑鱼洗净，切薄片备用。

❷ 鲑鱼片摊平，卷起芦笋段后盛盘，再淋上调味料即可。

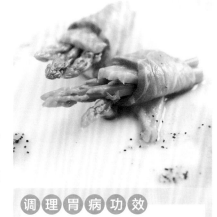

调理胃病功效

　　鲑鱼富含不饱和脂肪酸EPA、DHA，可以保护胃肠、促进胃黏膜生长；芦笋则具有暖胃、润肠的功效。

焗烤鲑鱼薯片

保护血管 + 稳定情绪

材料：

鲑鱼150克，土豆1个，洋葱丁50克，奶酪丝60克，红甜椒丁、罗勒叶各适量

调味料：

橄榄油1大匙，盐1小匙，低脂沙拉酱10克

做法：

❶ 橄榄油入锅烧热，加入盐，炒香洋葱丁后盛出，再放入鲑鱼煎至八分熟后起锅，用叉子戳碎备用。

❷ 土豆洗净去皮，切成4片，其上依序放上低脂沙拉酱、鲑鱼碎、洋葱丁、奶酪丝、红甜椒丁，放进预热至180℃的烤箱中，烤约12分钟，放上洗净的罗勒叶装饰即可。

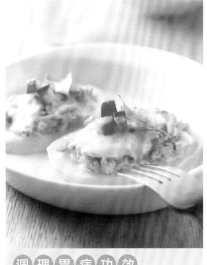

调理胃病功效

　　鲑鱼含有镁，可维护血管和神经系统的正常运作，是护胃的重要营养素；亦含有维生素B_6和维生素B_{12}，能补充体力、稳定情绪。

彩蔬炒鲑鱼

抗氧化＋保护胃黏膜

材料：

西蓝花、胡萝卜丁各50克，鲑鱼丁150克，鲜香菇5朵

调味料：

橄榄油1大匙，盐1小匙，香油适量

做法：

1. 西蓝花去粗茎，洗净切成小朵；鲜香菇洗净切丁，两者以沸水余烫备用。
2. 橄榄油入锅烧热，放入鲑鱼丁煎至八分熟，再放入西蓝花、鲜香菇丁、胡萝卜丁、盐和香油，炒匀即可。

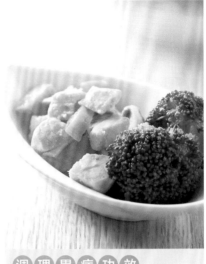

调理胃病功效

鲑鱼中的维生素A是保护胃壁、修补胃黏膜的重要营养成分，故胃溃疡患者宜多吃鲑鱼。西蓝花则具有抗氧化、防癌的功效。

鲑鱼香蔬炒饭

预防癌症＋增强抵抗力

材料：

熟鲑鱼250克，米饭3碗，玉米粒45克，豌豆仁20克，胡萝卜75克，洋葱1/2个，鸡蛋2个，葱1根

调味料：

橄榄油1小匙，盐、黑胡椒粉各少许

做法：

1. 洋葱、胡萝卜洗净，去皮切丁；葱洗净，切末；豌豆仁、玉米粒洗净。
2. 橄榄油入锅烧热，鸡蛋打入锅中快炒，加洋葱丁、胡萝卜丁、豌豆仁翻炒，以盐和黑胡椒粉调味。
3. 放入米饭、熟鲑鱼炒匀，再加玉米粒、葱末，以大火快炒即可。

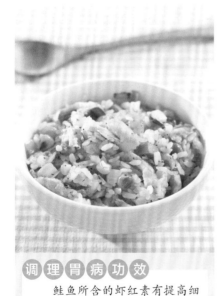

调理胃病功效

鲑鱼所含的虾红素有提高细胞免疫力的功效，多吃鲑鱼可以增强胃肠黏膜的抵抗力，降低患癌率。

鳕鱼

健胃有效成分
维生素A、B族维生素、DHA、EPA

食疗功效
保护胃壁、修复黏膜

● **别名：** 大头鱼、明太鱼

● **性味：** 性平，味甘

● **营养成分：**
蛋白质、EPA、DHA、维生素A、B族维生素、维生素C、维生素E、牛磺酸、钾、钙、磷、铁、镁、锌

○ **适用者：** 一般人、胃肠不好的人　　✗ **不适用者：** 痛风患者、尿酸偏高者

🍎 鳕鱼为什么能改善胃病？

1 鳕鱼的鱼肉含优质蛋白质，肉质松软、细嫩，所含的EPA、DHA能增强细胞活力，保护胃肠，对消化功能差的人或手术后需补充体力的胃肠病患者而言，是适合的营养食物。

2 鳕鱼属深海鱼类，含有丰富的B族维生素、维生素E和钙、镁、锌等矿物质，具有消除疲劳、抗抑郁、强化神经系统的功能，并可让人维持好心情、好食欲，能预防因压力引起的胃溃疡、肠易激综合征。

😊 鳕鱼主要营养成分

1 鳕鱼中的蛋白质含量丰富，所含B族维生素成分平均，维生素E含量是等量金枪鱼的6倍。

2 鳕鱼的钙、镁、锌含量较高，具有稳定情绪的功效。

3 鳕鱼含有EPA、DHA，有健胃、助消化、降低胆固醇的作用。

🦷 鳕鱼食疗效果

1 鳕鱼中的牛磺酸能强化肝脏解毒的功能，经常需要应酬、喝酒的人，可适量食用鳕鱼来补充牛磺酸，以加快体内酒精代谢，保护身体。

2 鳕鱼的钾含量高，可排出体内多余的钠，能消除水肿、降低血压。

☀ 鳕鱼食用方法

1 市售鳕鱼多为冷冻切片的圆鳕（龙鳕）或扁鳕（大比目鱼），前者肉质细嫩；后者口感松软、滑嫩，价格便宜，适合干煎、清蒸、烧烤。

2 以清蒸的方式烹调，最能吃出鳕鱼的原味，蒸的时间不宜太久，以免营养流失，口感变差。

3 新鲜的鳕鱼没有鱼腥味，肉质坚韧有弹性，烹调前以清水冲洗，擦干水即可烹调。

☎ 鳕鱼食用注意事项

痛风患者和尿酸偏高者，不宜多吃。

梅汁鳕鱼

提振食欲＋促进消化

材料：
鳕鱼300克，姜10克，葱1根，腌渍梅子5颗，香菜适量

调味料：
鱼露、糖各1小匙，蚝油1/2大匙

做法：
❶ 腌渍梅子去核切半；姜、葱洗净，切丝备用。

❷ 将调味料和梅子肉、姜丝、葱丝拌匀。

❸ 将鳕鱼放于蒸盘中，放上拌匀的梅子肉和葱丝、姜丝，包上保鲜膜，放入蒸锅蒸约10分钟，放上洗净的香菜装饰即可。

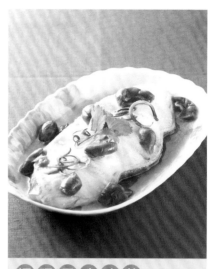

调理胃病功效

　　鳕鱼中的EPA、DHA和牛磺酸能健胃、助消化、降低胆固醇；梅子可提振食欲，促进胃肠蠕动，促进消化。

鳕鱼蒸豆腐

促进胃肠运动＋增进食欲

材料：
鳕鱼200克，嫩豆腐100克，葱丝、姜丝各10克

调味料：
米酒、豆豉各1大匙

做法：
❶ 嫩豆腐、鳕鱼分别切片备用。

❷ 取盘，依序放上嫩豆腐片、鳕鱼片、葱丝和姜丝，淋上调味料。

❸ 在鳕鱼豆腐上包裹保鲜膜，放入蒸锅蒸约10分钟即可。

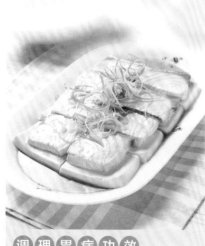

调理胃病功效

　　鳕鱼含镁，可维持神经系统正常运作，也是胃溃疡患者保护胃的重要营养成分；豆腐中的维生素B1能促进胃肠蠕动，增进食欲。

比目鱼

健胃有效成分
维生素A、B族维生素、胶原蛋白、镁、锌、硒

食疗功效
调养脾胃

● **别名：** 大地鱼、左口鱼、鳎沙鱼、鲽鱼

● **性味：** 性平，味甘

● **营养成分：**
蛋白质、脂肪、胶原蛋白、维生素A、维生素B₁、维生素B₆、维生素E、钾、钙、磷、铁、镁、锌、硒

○ **适用者：** 一般人、手术后患者　✗ **不适用者：** 过敏体质者

🍎 比目鱼为什么能改善胃病?

1 比目鱼富含维生素B₁、维生素B₆和镁，能帮助神经系统维持正常的功能。适量食用比目鱼，可补充B族维生素，使人不容易感到精神倦怠、心情低落，可防止因压力导致的各种消化系统疾病。

2 比目鱼含有胶原蛋白，煮熟后味道鲜美，能增进胃病患者的食欲，且其肉质柔嫩中带点弹性，很好消化，是胃肠病患者在手术后用来恢复体力的好选择。

😊 比目鱼主要营养成分

1 比目鱼的蛋白质含量和鲑鱼差不多，鳍边肉富含胶原蛋白，为高蛋白、低脂肪、低热量的鱼类。

2 比目鱼中B族维生素的平均含量比石斑鱼高，同时也含有微量元素镁、锌、硒等成分。

🦷 比目鱼食疗效果

1 中医认为，比目鱼能祛除风邪、湿气，活络全身气血，有强身健体的作用。

2 比目鱼含维生素D，以及钙、铁、镁、硒等矿物质，能强健骨骼，补充血液中的红细胞，预防贫血，提振精神。

3 比目鱼的鳍边肉富含胶原蛋白，能滋养皮肤，使皮肤保持光滑状态。

☀ 比目鱼食用方法

1 比目鱼的两只眼睛长在同一侧，因此得名。比目鱼肉质鲜嫩、胶原蛋白多，使用清蒸的方式最能吃出原味，煎烤或红烧也很适合。

2 比目鱼在秋天最肥美，背鳍部位的肉又称鳍边肉，胶原蛋白多、口感鲜香。

✚ 比目鱼食用注意事项

1 食用比目鱼能活络全身气血，是手脚冰冷者的好选择。

2 比目鱼富含容易吸收的优质蛋白，且脂肪含量低，适合高脂血症患者食用。

3 过敏体质者不宜食用比目鱼。

蒜香比目鱼

恢复体力 + 帮助消化

材料：
比目鱼200克，大蒜20克，四季豆、胡萝卜各10克，凉开水1小匙

调味料：
橄榄油1小匙，酱油1大匙，味酥1/2大匙

做法：
1. 大蒜去皮，切片；四季豆洗净，切段余烫；胡萝卜洗净去皮，切条余烫；比目鱼切段，备用。
2. 橄榄油入锅烧热，爆香大蒜片。
3. 加入比目鱼段、其余调味料、凉开水，煮熟后盛盘，放上胡萝卜条和四季豆段即可。

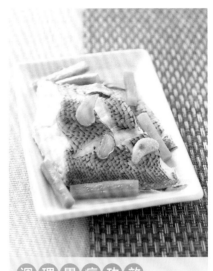

调理胃病功效
比目鱼富含胶原蛋白，能增进胃病患者的食欲，帮助胃病患者手术后恢复体力；蔬菜中的膳食纤维可帮助消化。

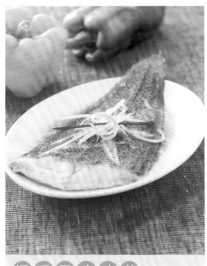

调理胃病功效
比目鱼富含维生素B$_1$、维生素B$_2$，能维持人体神经系统正常运作，促进细胞再生，预防消化不良或食欲不振。

清蒸比目鱼

促进细胞再生 + 提振食欲

材料：
比目鱼500克，葱丝20克，姜丝、辣椒丝各10克

调味料：
米酒、酱油各1大匙

做法：
1. 取盘，依序放上处理干净的比目鱼、姜丝、辣椒丝和混匀的调味料。
2. 将盘子放入蒸锅中蒸熟，熄火后撒上葱丝，再盖上锅盖闷1分钟即可。

鲫鱼

健胃有效成分
蛋白质、
维生素A、B族维生素

食疗功效
祛湿利水、
健脾益胃

● **别名：** 鲫仔鱼、月鲫仔、
　　　　土鲫、鲋鱼

● **性味：** 性温，味甘

● **营养成分：**
蛋白质、脂肪、维生素A、B族维生素、维生素E、
氨基酸、磷、铁、镁、钠、钾、钙、锌

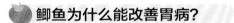

○ **适用者：** 一般人、水肿者　　✗ **不适用者：** 体质燥热者、皮肤病患者

🍎 鲫鱼为什么能改善胃病？

1 鲫鱼的肉质细腻、蛋白质含量丰富，所含的B族维生素和钾、镁、钙等矿物质能为神经细胞提供营养，维持中枢神经系统的运作，提高抗压性，维持消化系统功能正常。

2 鲫鱼所含的优质蛋白质能促进新陈代谢，缓解疲劳，促进血液循环，帮助消化，减轻胃肠胀满不适感。

3 鲫鱼所含的色氨酸能抗抑郁、稳定情绪，有助于降低胃黏膜萎缩、胃肠发炎的概率。

🍶 鲫鱼主要营养成分

1 鲫鱼含有丰富的维生素A、B族维生素，是健脾开胃的优质食物。

2 鲫鱼含维生素E，能促进激素分泌、增强体力。此外，其还含有钠、钾、钙、铁、磷、锌、镁等营养成分。

🐨 鲫鱼食疗效果

1 鲫鱼中的维生素B$_2$具有扩张血管、促进血液循环的功效，动脉粥样硬化、高血压、心血管疾病患者可适量摄取。

2 就中医理论而言，鲫鱼属土，和同属土的脾、胃有相辅相成的效果，所以脾胃消化、吸收功能不好的人多吃鲫鱼，可促使经络气血顺畅，消除体内湿滞浊气。

☀ 鲫鱼挑选和食用方法

1 鳞片完整、鱼身有光泽、眼睛明亮的鲫鱼比较新鲜。烹调前洗净血水、擦干，两面微煎，和姜、葱炖汤，可滋补脾胃，利尿，开胃。

2 鲫鱼在冬季时脂肪少、蛋白质多，此时滋味最鲜美。

3 鲫鱼细刺较多，食用时要小心。可挑选软骨鲫鱼烹调，鱼刺较少。

✚ 鲫鱼食用注意事项

1 将陈皮和鲫鱼一起煮汤，有温中散寒、健脾开胃的功效，此汤适用于胃寒腹痛、食欲不振、消化不良、虚弱无力等症状的人饮用。

2 体质燥热者、皮肤病患者不宜食用。

葱烧鲫鱼

增强体力 + 补充营养

材料：

鲫鱼1000克，葱丝30克，大蒜末20克，辣椒丝10克，水150毫升

调味料：

冰糖4小匙，酱油2½大匙，橄榄油、米酒各1大匙，陈醋1小匙

做法：

1. 橄榄油入锅烧热，放入处理干净的鲫鱼，以中火煎至两面金黄，取出备用。
2. 锅中留油烧热，爆香葱丝、辣椒丝和大蒜末，放入其余调味料，加水煮至冰糖溶化。
3. 放入鲫鱼再次煮沸后，转小火炖煮至鲫鱼入味、汤汁收干即可。

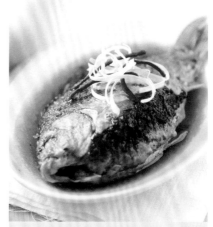

调理胃病功效

　　鲫鱼的营养丰富，含有多种矿物质，对于需要补充营养、增强体力的胃病患者来说，是很好的食物；葱能增强胃肠的抵抗力。

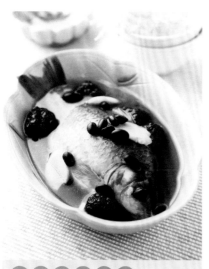

调理胃病功效

　　鲫鱼含有维生素B_2，对胃出血和萎缩性胃炎患者有益；还含有丰富的维生素和矿物质，能维持消化系统功能的正常。

黑枣鲫鱼汤

改善胃出血 + 维持消化系统功能

材料：

鲫鱼300克，红枣、黑枣各数颗，黑豆、老姜各30克，水2000毫升

调味料：

盐1/4小匙

做法：

1. 鲫鱼、红枣、黑枣、黑豆洗净沥干。黑豆提前泡水2小时，老姜切片。
2. 汤锅加水，放入黑枣、红枣、黑豆及老姜片煮沸，再加入鲫鱼，煮沸后转小火煮2小时。
3. 加盐调味即可。

鲈鱼

健胃有效成分
维生素A、B族维生素、锌、铜

食疗功效
益气健脾、利水消肿

- **别名：**花鲈、鲈鲛、寨花、四助鱼
- **性味：**性平，味甘、淡
- **营养成分：**
  蛋白质、脂肪、维生素A、B族维生素、维生素D、维生素E、钠、钾、钙、磷、铁、锌、铜

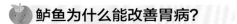

○ **适用者：**一般人、手术后患者、贫血者　✗ **不适用者：**过敏体质者，皮肤病患者，有痔疮、脓肿者

🍎 鲈鱼为什么能改善胃病？

1. 鲈鱼含有优质蛋白质，鱼肉细嫩、易咀嚼，脂溶性维生素含量高，对胃肠手术后的患者或消化性溃疡患者而言，是很适宜的调养食物。

2. 鲈鱼中的维生素A可维持胃肠黏膜润滑、健康，避免胃肠黏膜因反复受到损伤而出现溃疡。

3. 鲈鱼含有微量元素锌，可促进细胞的代谢，有助于伤口愈合，也能松弛紧张的神经。

4. 鲈鱼含有微量元素铜，能维持神经系统、骨骼和结缔组织的正常运作，可改善因压力引起的消化道疾病。

😊 鲈鱼主要营养成分

1. 鲈鱼的热量很低，只有等量鳕鱼的一半，脂肪含量极少，但蛋白质含量和鳕鱼差不多，是适合胃病患者食用的清爽食材。

2. 鲈鱼富含有润滑作用的维生素A，可镇定神经的B族维生素，矿物质中以钾、铁、锌含量较多。

🦷 鲈鱼食疗效果

1. 鲈鱼味甘、淡，无毒，利于脾胃吸收，可祛除体内湿气，具有利尿祛湿的功效。

2. 鲈鱼可治疗慢性胃肠炎、肾炎，可化痰止咳，还有稳定精神、清热解毒之效。

3. 鲈鱼的维生素D可促进钙吸收、强化牙齿和骨骼，还可增强人体免疫力。

☀ 鲈鱼挑选和食用方法

1. 挑鲈鱼时应选腹尾大者，其肉较多而鲜嫩。

2. 清蒸最能吃出鲈鱼的鲜味，红烧或清炖鱼汤也适合，但不宜和荆芥或牛油同食。

🏥 鲈鱼食用注意事项

1. 鲈鱼和奶酪一起食用，易造成消化不良，引发腹痛。

2. 鲈鱼和猪肝一起食用，会降低猪肝的营养价值，并易引发腹痛、腹泻。

3. 皮肤病患者，过敏体质者，有痔疮、脓肿的患者，不宜食用鲈鱼。

清蒸柠檬鲈鱼

补充营养＋松弛神经

材料：

鲈鱼300克，辣椒丝、姜丝、葱丝、大蒜末、香菜末各10克

调味料：

柠檬原汁50毫升，鱼露30毫升，高汤100毫升，糖1小匙

做法：

1. 鲈鱼处理干净，抹上柠檬原汁，静置约10分钟，放入锅中，以中大火蒸10分钟后取出。
2. 另取锅，将其余调味料煮沸，放入辣椒丝、姜丝、葱丝、大蒜末、香菜末，煮沸后熄火，制成调味汁。
3. 将调味汁淋在蒸好的鲈鱼上即可。

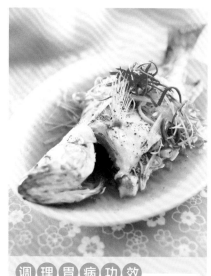

调理胃病功效

鲈鱼含有微量元素锌、铜，可促进细胞代谢，有助于伤口愈合，也能松弛紧张的神经，改善因压力引起的胃肠疾病。

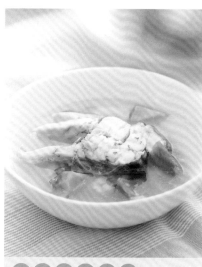

调理胃病功效

鲈鱼含有蛋白质和锌，能促进伤口愈合，很适合手术后的胃病患者食用；木瓜中的木瓜酶有缓解消化道发炎、疼痛的作用。

木瓜鲈鱼汤

促进伤口愈合＋缓解疼痛

材料：

木瓜块300克，鲈鱼约600克，姜片10克，凉开水1500毫升

调味料：

橄榄油、米酒各1大匙，盐2小匙

做法：

1. 鲈鱼处理干净，切块备用。
2. 橄榄油入锅烧热，放入鲈鱼块，以中火煎至两面金黄，取出备用。
3. 锅留底油，爆香姜片，放入木瓜块、鲈鱼块、凉开水、米酒煮沸，转小火炖1小时。
4. 起锅前加盐调味即可。

153

鲷鱼

健胃有效成分
胶原蛋白、
维生素A、B族维生素

食疗功效
补充体力、
调养脾胃

● **别名：**加吉鱼、真鲷、铜盆鱼

● **性味：**性平，味甘

● **营养成分：**
蛋白质、ω-3脂肪酸、肌苷酸、维生素A、B族维生素、维生素E、
钠、钾、钙、磷、镁、锰、铜、锌、硒

○ 适用者：一般人、手术后患者　　**✗ 不适用者：**过敏体质者、痛风患者

🍎 鲷鱼为什么能改善胃病？

1 鲷鱼含有维生素A，有助于维持胃肠黏膜的润滑，可防止胃肠黏膜被胃液侵蚀而受损；鲷鱼对因胃炎、十二指肠溃疡导致的胃萎缩患者来说，有很好的食疗作用。

2 鲷鱼中的B族维生素种类较多，所含的烟酸可维持胃酸适量分泌、提振食欲，也能减轻胃肠不适的症状，并维持神经系统正常运作。

3 鲷鱼中的维生素B$_2$可以促进体内蛋白质、脂肪和糖类的代谢，让胃肠充分消化、吸收食物中的营养物质，并能刺激细胞再生，对胃病患者来说，有强健胃肠的功效。

🌼 鲷鱼主要营养成分

1 鲷鱼含有鲜味物质肌苷酸；其脂肪含量、热量皆低，但富含维生素A、B族维生素，以及钾、钙、磷、镁等多种矿物质和微量元素锰、铜、硒。

2 鲷鱼中钠、钾、钙的含量比较多，有提振食欲、促进代谢的功效。

🦷 鲷鱼食疗效果

1 对需要补充多种营养成分的胃肠病患者来说，鲷鱼低脂、低热量，富含胶原蛋白等营养成分，是很好的食疗选择。

2 鲷鱼的蛋白质中含天门冬氨酸，能保护中枢神经系统，消除疲劳。

3 鲷鱼含有DHA，可维持脑细胞活跃，具有提高注意力及预防脑细胞衰老的作用。

☀ 鲷鱼挑选和食用方法

1 鲷鱼盛产于春天，有天然海产和养殖两种，但滋味都很鲜美，一般市售的鲷鱼都已去鳞、皮，鱼片以真空包装冷冻储存。选购时，以颜色粉红、呈透明感、肉质有弹性者为佳，这样的较新鲜，可煎、炸、蒸或煮汤。

2 全尾鲜鱼也能做成生鱼片，剔除的鱼头、鱼骨可熬高汤，味道鲜美。

☎ 鲷鱼食用注意事项

痛风患者或过敏体质者应酌量食用。

红曲香蔬鱼片

防治神经性胃炎 + 稳定情绪

材料：

鲷鱼片200克，姜末、大蒜末各10克，胡萝卜
丝、白萝卜丝各20克，柠檬1/4个，白芝麻适量

调味料：

橄榄油、红曲酱、米酒各1大匙，高汤2大匙，
盐1/2小匙，白胡椒粉适量

做法：

❶ 将鲷鱼片和红曲酱、米酒拌匀，腌渍20分钟
至入味后煎熟。

❷ 另起锅热橄榄油，爆香姜末、大蒜末，放入胡
萝卜丝、白萝卜丝炒香，加入盐、白胡椒粉、
高汤、白芝麻煮沸，淋在鲷鱼片上，放上柠檬
装饰即可。

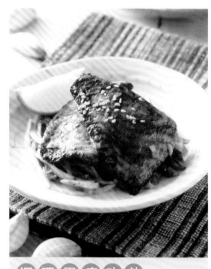

调理胃病功效

鲷鱼含有维生素B₁₂，能维持
免疫系统正常运作，有消除烦躁、
稳定情绪、补充体力之功效，对神
经性胃炎患者来说是很好的食物。

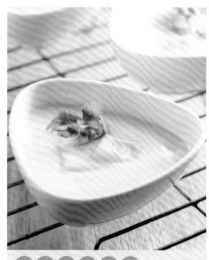

调理胃病功效

鲷鱼含有丰富的烟酸，能协
助神经系统、消化系统维持正常功
能，具有缓解胃肠不适的功效；鸡
蛋易消化，又能保护胃黏膜，还可
以增强体力。

鲷鱼蒸蛋

缓解胃肠不适 + 增强体力

材料：

鲷鱼片100克，鸡蛋2个，香菜末10克，高汤
250毫升

调味料：

盐、米酒各1小匙

做法：

❶ 鲷鱼片切小块；鸡蛋打散，加入调味料拌
匀，用滤网过筛后备用。

❷ 将鲷鱼片、蛋汁和高汤拌匀，包一层保鲜
膜，放入蒸锅中蒸约15分钟，最后撒上香菜
末即可。

牡蛎

健胃有效成分
牛磺酸、锌、
蛋白质、维生素B₁₂

食疗功效
增强体力、
消除疲劳

- **别名**：生蚝、蚵仔、海蛎子、蛎蛤、蚝仔
- **性味**：性微寒，味甘、咸
- **营养成分**：
蛋白质、维生素A、B族维生素、肝糖原、维生素C、维生素E、牛磺酸、胆碱、钾、钙、磷、铁、钠、铜、锌、硒

○ **适用者**：一般人　✗ **不适用者**：脾胃虚寒、容易腹泻、尿酸过高者，痛风患者

牡蛎为什么能改善胃病？

1 牡蛎肉质细嫩、容易消化，含有维生素 A、维生素 B₂、维生素 B₆、维生素 E，有助于增强神经系统、免疫系统的功能，降低神经性胃炎的发病率。

2 牡蛎可养胃生津，对胃酸过多、胃痛、烦躁不安、肾虚者有调养作用。

牡蛎主要营养成分

1 牡蛎的脂肪含量比鱿鱼低，维生素A、维生素B₁₂含量丰富，另含有肝糖原、牛磺酸，可保持精力充沛。

2 牡蛎富含锌、铜，锌，具有增强生理功能、缓解疲劳之功效。

牡蛎食疗效果

1 牡蛎富含维生素A，可以增强身体的免疫力、保护视力。

2 牡蛎含有丰富的蛋白质和牛磺酸，能补充能量、促进伤口愈合，并改善因消化、代谢不良产生的疲劳、精力不足现象；牛磺酸可促进胆汁分泌和脂肪代谢，让身体功能维持正常，使人不容易感到疲倦。

3 牡蛎富含微量元素锌，能提振食欲、保持精力旺盛。锌是许多酶的辅助因子，能促进细胞生长，锌不足时容易缺乏食欲、疲倦、脱发。

牡蛎食用方法

1 牡蛎吃法多，可油炸，也可加姜丝煮汤，和豆豉、辣椒拌炒能促进食欲。

2 牡蛎和牛奶都富含钙，两者搭配食用可以强化骨骼和牙齿，对发育期的儿童和青少年很有裨益。

牡蛎食用注意事项

1 生吃牡蛎时，要注意其来源和保存过程，看其是否新鲜、卫生，避免因吃到不新鲜的牡蛎，导致食物中毒。

2 牡蛎的嘌呤含量高，痛风和尿酸过高的人要节制食用。脾胃虚寒、容易腹泻者不宜多吃。

面豉酱牡蛎锅

补充体力＋提振食欲

材料：
牡蛎、小白菜段各100克，豆腐块150克，葱丝、姜丝各适量，鲜香菇条6朵，牛奶300毫升，凉开水500毫升

调味料：
橄榄油1/2大匙，白面豉酱、米酒各1大匙

做法：
1. 橄榄油入锅烧热，放入豆腐块煎成金黄色，取出盛盘。
2. 取锅加凉开水煮沸，放入小白菜段和鲜香菇条煮软，接着放入白面豉酱、米酒、牡蛎、豆腐块和牛奶，转小火炖煮。
3. 煮至牡蛎熟软，撒上葱丝、姜丝即可。

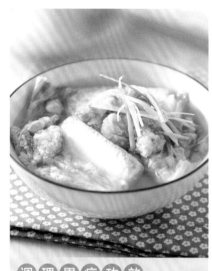

调理胃病功效

　　牡蛎肉质柔软细嫩，加入牛奶烹煮，对体虚的胃病患者来说，可补充体力和营养，还能提振食欲，促进身体功能恢复正常。

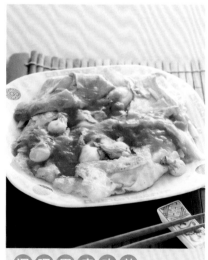

调理胃病功效

　　牡蛎含有B族维生素，能维持神经系统正常运作，降低神经性胃炎的发病率，对胃酸过多、胃痛患者亦具有调养作用，还能促进细胞再生和促进消化。

鲜味蚵仔煎

促进细胞再生＋促进消化

材料：
牡蛎100克，鸡蛋1个，小白菜段200克，凉开水100毫升

调味料：
橄榄油2小匙，盐1小匙，淀粉1大匙，黄豆酱适量

做法：
1. 鸡蛋打散，加盐调味；把淀粉和凉开水调匀，备用。
2. 取平底锅放油烧热，放入牡蛎煎约2分钟，再依序放入水淀粉、蛋汁、小白菜段，煎约2分钟。
3. 翻面再煎约1分钟，倒入盘中，淋上黄豆酱即可。

蛤蜊

- **别名：** 文蛤
- **性味：** 性凉，味咸
- **营养成分：**
  蛋白质、维生素A、B族维生素、维生素C、维生素E、牛磺酸、肝糖原、钠、钾、钙、磷、铁、镁、铜、硒

○ **适用者：** 一般人，水肿、肝功能不全者　✗ **不适用者：** 痛风患者，尿酸过高、过敏体质者，孕妇

蛤蜊为什么能改善胃病？

1 蛤蜊含铁量高，可改善因胃肠溃疡引起的贫血症状，适量的铁可强化红细胞的造血功能，提高细胞的携氧能力，能稳定情绪、化解抑郁，也利于体内钙的吸收。

2 蛤蜊含有丰富的B族维生素，能够稳定情绪、缓解压力、降低神经性胃炎和溃疡的发病率，每天补充足够的B族维生素，有助于将身体调整为高抗压性体质，避免患上胃病。

蛤蜊主要营养成分

1 蛤蜊所含热量、脂肪比牡蛎低，也富含维生素A。在海鲜中，蛤蜊的维生素B_{12}含量仅次于海参。

2 蛤蜊的主要营养成分还包括牛磺酸和钙、钠、铁、铜。

蛤蜊食疗效果

1 蛤蜊具有利尿、消肿、解毒的食疗效果。

2 蛤蜊含有牛磺酸、烟酸和肝糖原，能够协助血液中的胆固醇、脂肪代谢，并可帮助肝脏分解、代谢酒精，恢复精神和元气。

3 蛤蜊富含铁，可预防、治疗缺铁性贫血，还能让气色红润，因此脸色苍白者可适量食用。

蛤蜊食用方法

1 蛤蜊和葱、大蒜、辣椒、罗勒等香辛料快炒入味，能增进食欲。

2 蛤蜊搭配姜丝煮汤，能让人完整摄取溶于汤中的牛磺酸，恢复元气。

3 蛤蜊烹炒前，应先泡盐水使其吐沙，并挑除未开口或破裂的死蛤，冲净后再烹调。

蛤蜊食用注意事项

1 蛤蜊的嘌呤含量高，尿酸过高者、痛风患者不适合食用。

2 蛤蜊性凉，坐月子的产妇不宜多吃。

3 蛤蜊中含有易诱发人体过敏的成分，过敏体质者慎食。

提示 收敛止血，抑制胃酸分泌

墨鱼

健胃有效成分
牛磺酸、蛋白质、B族维生素

食疗功效
开胃润肠、利水止血

- **别名：** 乌贼、花枝、乌鲗、墨斗鱼
- **性味：** 性平,味甘、咸
- **营养成分：**
  蛋白质、脂肪、维生素A、B族维生素、维生素C、甘氨酸、维生素E、牛磺酸、钠、钾、钙、磷、铁、镁、锌、铜

○ 适用者： 一般人、消化性溃疡患者　　**✗ 不适用者：** 湿疹、痛风、肾病、皮肤病、心血管疾病患者

🍎 墨鱼为什么能改善胃病?

1 墨鱼含有大量甘氨酸，具有提振食欲的功效。

2 墨鱼富含维生素A、B族维生素、维生素C、钙、镁和牛磺酸，能缓解因精神紧张所致的肌肉紧绷，消除疲劳，放松心情，避免因压力过大引起的消化道疾病。

3 中医认为，墨鱼有滋肝养肾、健脾利胃、安胎止血、明目通经的作用。

4《神农本草经》记载，墨鱼全身都可入药，墨鱼身体中的内壳即为中药海螵蛸，有抑制胃酸分泌和预防十二指肠溃疡、胃溃疡的作用。

😊 墨鱼主要营养成分

1 墨鱼为低脂、低热量的海鲜，肉质富有嚼劲；所含甘氨酸使墨鱼味道甜美，能够提振食欲。

2 墨鱼含牛磺酸、维生素A、B族维生素及大量镁、铜，能恢复体力，维持神经系统正常运作。

🦪 墨鱼食疗效果

1 李时珍认为，墨鱼是血分药，可以调理妇女血虚和闭经等症状。

2 墨鱼中钾含量高，有利水祛湿的功效。

3 墨鱼所含的锌是胰脏合成胰岛素的必要元素，一旦体内缺乏锌，胰岛素的分泌会失衡，适度摄取锌，可稳定血糖。

☀ 墨鱼挑选和食用方法

1 挑选生墨鱼时，最好选择表皮黑褐色且有小斑点、眼睛乌黑清澈且突出者。

2 墨鱼洗净后烫熟凉拌，或者切段、切片拌炒皆适宜。

🛡 墨鱼食用注意事项

1 皮肤病、肾病患者忌食。

2 墨鱼嘌呤含量较高，痛风患者慎食。

3 墨鱼脂肪含量虽低，但胆固醇含量较高，心血管疾病患者慎食。

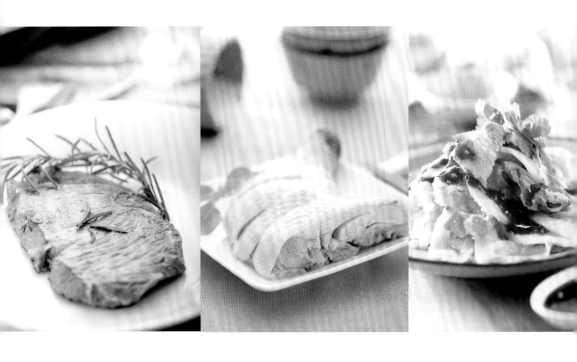

肉和内脏类

　　胃肠消化功能差的人，常因无法全面摄取充足的营养，而使身体出现元气不足、精神衰弱的现象。肉类富含蛋白质，能补充人体所需。通过食用牛肉、羊肉、猪肉、鸡肉等来补充蛋白质，能保护胃肠黏膜，增强胃肠病患者的体力。

　　中国人习惯以脏补脏，属于消化器官的猪肚、鸡胗等内脏，能补胃、益胃；鸡肝、猪肝含有铜、铁、锌、硒、铬、钼等矿物质和辅酶Q_{10}，能阻止人体吸收有害物质，对胃病患者来说，也有缓解疲劳、恢复体力的功效。

提示 补充营养，调养胃部手术后的体质

鸡肉

健胃有效成分
蛋白质、维生素A、胶原蛋白

食疗功效
缓解疲劳、稳定情绪

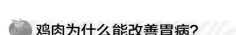

- **别名：** 家鸡肉、土鸡肉
- **性味：** 性温，味甘
- **营养成分：**
  蛋白质、胶原蛋白、脂肪、肌肽、维生素A、B族维生素、维生素C、维生素E、钠、钾、钙、磷、铁、铜、镁、锌、硒

○ 适用者： 一般人、手术后患者、气血循环差者　　**✗ 不适用者：** 痛风、尿毒症患者

🍎 鸡肉为什么能改善胃病？

1 鸡肉富含多种营养成分，维生素A的含量比牛肉、羊肉、猪肉还丰富，维生素A有保护胃肠健康，预防黏膜溃疡、萎缩的功效。

2 鸡肉富含蛋白质及可促进人体生长发育的卵磷脂，适合胃病患者、消化功能弱者食用。

3 鸡肉肉质细嫩，所含脂溶性维生素A、维生素E在久煮之后，仍可保留，易被人体充分吸收，对胃下垂、胃酸分泌不足的人，有开胃、提振食欲的作用。

🌀 鸡肉主要营养成分

1 鸡肉中富含维生素A。

2 鸡胸肉的脂肪含量不到等量猪里脊肉的20%，想减肥的人可挑选鸡胸肉水煮食用。

3 鸡肉是维生素C含量最丰富的肉类食物之一。

🍅 鸡肉食疗效果

1 中医认为，鸡肉可补中益气，对胃口不佳、全身无力或常感到胃部隐痛的人，有调理的作用。

2 鸡肉和中药四神煮汤，可促进消化、祛湿消肿；搭配葱、青蒜、大蒜或罗勒等香辛料烹调，可提振食欲。

3 以慢火炖煮的鸡汤富含蛋白质、氨基酸等，适合久病者、手术后想恢复体力者食用。

☀ 鸡肉食用方法

1 鸡肉适合炒、炸、煮汤或全只清蒸、烧烤，烹调前宜先汆烫去腥。

2 将煮好的鸡汤放凉，放入冰箱冷藏后撇掉上层的浮油，沥掉油脂，日常饮用这样的鸡汤，可减脂瘦身。

🧢 鸡肉食用注意事项

鸡汤大补元气，但嘌呤含量高，痛风、尿毒症患者不宜多喝。

莲子鸡丁

增强体力 + 稳定心神

材料：
鸡胸肉500克，莲子120克，鸡蛋2个（取蛋清），香菇、火腿、四季豆各20克

调味料：
橄榄油、淀粉、米酒、盐各1小匙

做法：
1. 鸡胸肉切丁，以淀粉、蛋清、米酒腌渍；香菇洗净，泡软切丁；四季豆洗净，切丁；火腿切丁；莲子洗净，去心蒸熟，备用。
2. 橄榄油入锅烧热，将鸡胸肉丁炒至七分熟，加入莲子、香菇丁、四季豆丁、火腿丁炒熟，起锅前加盐调味即可。

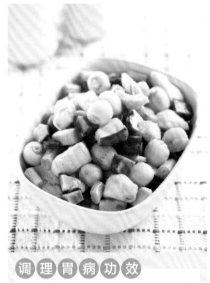

调 理 胃 病 功 效

　　鸡肉富含蛋白质，搭配含有丰富矿物质和维生素C的莲子烹调，是可以让胃病患者增强体力、稳定心神的养生菜肴。

塔香三杯鸡

抗菌杀菌 + 增强抵抗力

材料：
鸡肉块300克，大蒜1瓣，罗勒叶、姜片、辣椒末各20克

调味料：
酱油、香油、米酒各1大匙，橄榄油、冰糖各1小匙

做法：
1. 鸡肉块氽烫去血水；大蒜去皮，切末。
2. 橄榄油入锅烧热，爆香姜片、大蒜末、辣椒末，放鸡肉块快炒，再加其余调味料拌匀，转小火炖煮。
3. 煮至汤汁快收干时，加入罗勒叶拌匀即可。

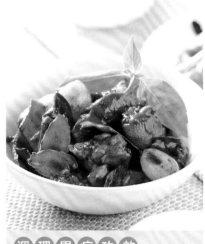

调 理 胃 病 功 效

　　胃病患者不宜食用高脂食物，鸡肉低脂、高蛋白，适合胃酸过多者食用；姜、大蒜、罗勒具有抗菌杀菌功效，可增强抵抗力。

白萝卜拌鸡丝

保护胃壁＋滋补养身

材料：
白萝卜200克，紫苏20克，鸡胸肉100克

调味料：
酱油1小匙，低脂沙拉酱1大匙

做法：
❶ 白萝卜洗净，去皮切丝；紫苏洗净，切碎；鸡胸肉烫熟后撕成丝，备用。

❷ 将以上材料和所有调味料拌匀即可。

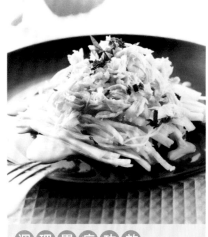

调理胃病功效

鸡肉含有维生素A、维生素C，具有保护胃壁、修复胃黏膜的功效，对胃有益的成分相当多，是很适合胃病患者养身的食物。

和风亲子丼

补充蛋白质＋滋补养身

材料：
去骨鸡腿肉200克，米饭2碗，鸡蛋2个，洋葱1/2个，葱1根

调味料：
酱油、米酒、味酥各1大匙

做法：
❶ 去骨鸡腿肉洗净，切块；洋葱洗净，去皮切丝；葱洗净，切斜段；鸡蛋打散，备用。

❷ 取锅倒入调味料煮沸，放入鸡腿肉块、洋葱丝、葱段煮至肉熟，淋上蛋汁，煮约30秒后熄火。

❸ 将烹制好的菜肴浇在米饭上即可。

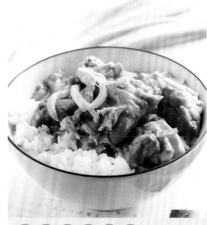

调理胃病功效

鸡肉的脂肪含量低，且大多是不饱和脂肪酸，是胃病患者补充蛋白质的良好来源；鸡蛋对胃溃疡患者来说，是不伤胃的滋补养身食品。

163

鸡肝

健胃有效成分
维生素A、维生素C、锌、铁

食疗功效
保护胃肠、缓解疲劳

- **别名：**凤肝
- **性味：**性温，味甘
- **营养成分：**
  蛋白质、脂肪、维生素A、B族维生素、维生素C、维生素D、维生素K、辅酶Q₁₀、钾、磷、铁、铜、锌、硒

○ **适用者：**一般人，贫血、消化性溃疡患者　✗ **不适用者：**心血管疾病、痛风患者

🍎 鸡肝为什么能改善胃病？

1 鸡肝所含的维生素A具有保护胃肠功能的作用。

2 鸡肝所含的维生素C有助于伤口愈合，还能促进维生素A、维生素E的吸收，对容易紧张，以及因压力大而患有胃溃疡、十二指肠溃疡的人来说，鸡肝可缓解胃肠非正常出血的症状。

3 胃口不好、常感疲倦乏力的人，不妨偶尔以卤鸡肝当点心，可缓解压力。鸡肝含有异亮氨酸、缬氨酸，可消除疲劳、稳定情绪。

4 鸡肝所含的核氨酸、苏氨酸能促进胃肠功能正常运作，维持肌肉和皮肤弹性。

鸡肝主要营养成分

1 鸡肝含有大量维生素A，虽不比猪肝多，但远超过羊肉。

2 鸡肝中维生素C的含量丰富，为肉类中少有的，并含有丰富的维生素B₁₂、烟酸、锌、铁、辅酶Q₁₀。

🐹 鸡肝食疗效果

1 鸡肝性质温和，有调理脾胃、补充元气的功效。

2 和其他动物肝脏相比，鸡肝的脂肪含量稍低，而且含有丰富的亚麻酸和卵磷脂，可强化胰岛素的作用，促进食物的消化和营养的吸收。

3 鸡肝富含B族维生素，能协助肝脏代谢酒精。

4 鸡肝中的锌、铁有助于伤口愈合和红细胞生成，对胃溃疡、十二指肠溃疡患者而言，是补充营养的好食物。

☀ 鸡肝挑选和食用方法

1 挑选鸡肝时，宜注意其新鲜度，以红润、有光泽、富有弹性、没有异味和白斑者为佳。

2 鸡肝可用来煮汤、烧卤、煎烤，但要熟透才能食用。

👩‍⚕️ 鸡肝食用注意事项

鸡肝的胆固醇含量高，高血压、高脂血症、痛风、高胆固醇血症患者不宜多吃。

什锦豆腐羹

补充营养＋保护胃黏膜

材料：
鸡肝3副，豆腐丁150克，胡萝卜丝、黑木耳丝各30克，香菜末20克，大蒜末10克，鸡蛋1个，高汤800毫升

调味料：
橄榄油1大匙，盐、乌醋、酱油各1小匙

做法：
❶ 鸡肝去筋膜，洗净切片；鸡蛋打散，备用。

❷ 锅中放橄榄油烧热，爆香大蒜末，依序放入胡萝卜丝、黑木耳丝炒软。

❸ 倒入高汤、鸡肝片、豆腐丁、其余调味料，煮沸后以小火续煮3分钟，淋上蛋汁、撒上香菜末略煮即可。

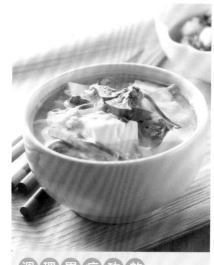

调 理 胃 病 功 效

　　鸡肝含有维生素A、维生素B1、维生素B2，能保护胃黏膜、促进消化和增进食欲。搭配易消化且含有优质蛋白质的豆腐，很适合体虚的胃病患者食用。

枸杞银耳鸡肝汤

保护胃黏膜＋促进消化

材料：
鸡肝3副，银耳20克，枸杞子、姜丝各10克，香菜末少许，高汤600毫升

调味料：
盐1小匙，米酒1大匙，香油适量

做法：
❶ 鸡肝洗净，切薄片，汆烫后沥干；银耳洗净去蒂，撕成小朵；枸杞子洗净。

❷ 高汤入锅煮沸，放入鸡肝片、银耳、枸杞子、米酒、姜丝煮20分钟。

❸ 熄火前加盐和香油调匀，撒上香菜末即可。

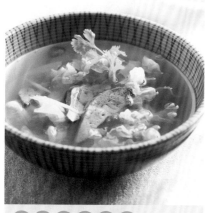

调 理 胃 病 功 效

　　枸杞子和鸡肝均含有维生素A、维生素B1、维生素B2，能保护胃黏膜、促进消化。富含胶原蛋白、多糖的银耳可增强免疫力，适合胃病患者食补。

鸡胗

健胃有效成分
维生素A、B族维生素、
蛋白质

食疗功效
帮助消化、
提振食欲

● **别名：** 鸡郡肝、鸡肫

● **性味：** 性温，味甘

● **营养成分：**
蛋白质、脂肪、钾、磷、铜、镁、锌、铁、维生素A、B族维生素、
维生素C、维生素E

○ 适用者： 一般人　　**✗ 不适用者：** 心血管疾病患者

鸡胗为什么能改善胃病？

1. 鸡胗是鸡的肌胃（砂囊），有帮助消化、消除胃胀气的作用。

2. 鸡胗可强化人体胃的功能，可帮助胃肠排出废气、异物，改善饭后胃闷胀、积食难消的不适感，适合食欲不振的胃病患者食用。

3. 将鸡胗剖开，趁新鲜剥下内壁洗净、晒干，就制成中药材鸡内金。中医认为，生鸡内金的功效偏重于消积、通淋化石，炒制鸡内金的功效则偏重于健脾、消积食。

鸡胗主要营养成分

1. 鸡胗的热量和脂肪含量比鸡肉、鸡肝低，但其胆固醇含量不低。

2. 鸡胗含有多种B族维生素，矿物质中以钾、镁、铁含量较丰富。

3. 鸡胗中丰富的蛋白质是人体肌肉、皮肤组成不可或缺的原料，能有效补充精力和体力。

鸡胗食疗效果

1. 将鸡胗切片后和蔬菜拌炒，可补充维生素C和膳食纤维，若搭配葱、青蒜、罗勒、香菜等香辛料一起烹调，有开胃、助消化、加速排空肠道代谢产物的效果。

2. 以鸡胗制成的中药材鸡内金，中医认为其归脾、胃、小肠、膀胱经，具有固精止遗、健脾消渴的功效。

鸡胗食用方法

1. 从市场买回的鸡胗需仔细洗去黏液，去掉杂质，再以沸水快速汆烫后烹调，即可除去腥味。

2. 鸡胗和鸡肝、鸡肠可煮成下水汤，或者和鸡心、鸡肝一同烧卤成卤味，也可以穿成串炭烤，再撒点椒盐增添风味。

鸡胗食用注意事项

鸡胗属内脏，胆固醇的含量较高，心血管疾病患者应酌量食用。

胡萝卜蝶花脆胗

消食导滞 + 改善胃肠不适

材料：

鸡胗3个，胡萝卜100克，姜片、大蒜末各10克，八角1粒

调味料：

橄榄油、蚝油、米酒各1大匙

做法：

1. 胡萝卜洗净去皮，切片；鸡胗洗净，放入沸水中汆烫后，取出沥干，放凉切薄片备用。
2. 热锅放橄榄油，爆香姜片、大蒜末、八角，放入胡萝卜片炒软。
3. 依序放入鸡胗片、米酒、蚝油，炒至鸡胗熟软即可。

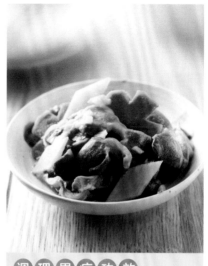

调理胃病功效

鸡胗能消食导滞、帮助消化，对食欲不振的胃病患者来说，是很好的食材；还能帮助消化系统维持正常功能、缓解胃肠不适。

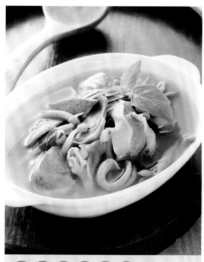

调理胃病功效

鸡胗可帮助排出胃肠胀气、异物，可帮助改善饭后胃闷胀、积食难消的症状；鸡肝富含铁，能改善溃疡引发的缺铁性贫血。

下水汤

帮助消化 + 排出胃肠胀气

材料：

鸡胗2个，鸡肝2副，姜丝、葱花各10克，豆芽、罗勒叶各适量，凉开水600毫升

调味料：

米酒1大匙，盐1小匙，香油适量

做法：

1. 将鸡胗、鸡肝洗净，放入沸水中汆烫，取出沥干，放凉切片；豆芽、罗勒叶洗净备用。
2. 取锅加凉开水煮沸，放入鸡胗片、鸡肝片、豆芽、姜丝、米酒，再次煮沸后，转小火煮至料熟。
3. 熄火前加盐、葱花、香油拌匀，盛起后放上罗勒叶装饰即可。

猪肉

健胃有效成分	● **别名：** 豚肉、豕肉、彘肉
蛋白质、维生素A、B族维生素	● **性味：** 性平，味甘、咸

食疗功效	● **营养成分：**
通肠益胃、补充体力	蛋白质、脂肪、维生素A、B族维生素、维生素C、维生素E、钠、钾、磷、铁、钙、镁、锌

O 适用者： 一般人　　**✗ 不适用者：** 心血管疾病患者、肥胖者

🍎 猪肉为什么能改善胃病？

1 对因情绪因素引起的胃炎、胃酸反流和肠易激综合征患者来说，猪肉是既不会刺激胃肠，又能补充体力的肉类。

2 猪肉所含的B族维生素种类多，维生素B_1的含量尤其丰富，可促进新陈代谢、消除肌肉疲劳。

3 猪肉所含的烟酸能帮助人体吸收食物能量，维持消化系统运作，搭配维生素B_{12}，可促进代谢和维护神经系统健康，对稳定心神、平稳情绪功效甚佳。

⚙ 猪肉主要营养成分

1 猪肉含有丰富的蛋白质，质与量都相当优秀，可媲美蛋类及牛奶中的蛋白质，是一种完全蛋白，可供应人体生长发育所需营养。

2 猪肉中的B族维生素也很丰富，能稳定神经系统，增强胃肠的消化吸收能力。

🦷 猪肉食疗效果

1 中医认为，猪肉有滋阴、润燥、益气、补血的功效，胃肠功能差的人可常吃，只要不吃难消化的肥肉即可。

2 若烹调得当，猪肉的蛋白质很容易被吸收，能增强体力、缓解疲劳。

3 猪肉含有丰富的铁，可以改善缺铁性贫血。

☀ 猪肉挑选和食用方法

1 选购新鲜或冷冻猪肉时，都要选择颜色红、白（脂肪）分明，按压时有弹性，闻起来没腥味者。

2 不同部位的猪肉适合不同的烹调方法，里脊肉较嫩，适宜拌炒；五花肉或三层肉适合炖卤、红烧、白切；前后腿肉可做猪排，煎、炸皆适宜。

✚ 猪肉食用注意事项

1 每天食用猪肉的量在80克以内为宜，并尽量少吃肥肉。

2 猪皮、猪脚富含胶原蛋白，但脂肪含量高，有"三高"症状的人食用时要有节制。

木耳韭黄炒肉丝

镇定心神＋补充体力

材料：

猪肉丝、韭黄各100克，新鲜黑木耳10克，大蒜2瓣，鸡蛋1个，红辣椒丝适量

调味料：

橄榄油2小匙，淀粉1大匙，料酒1小匙，盐、糖各1/8小匙

做法：

1. 新鲜黑木耳洗净，切丝；大蒜去皮，切末；韭黄洗净，切段；鸡蛋打散成蛋汁，猪肉丝以料酒、盐、糖和淀粉腌20分钟。

2. 橄榄油入锅烧热，将蛋汁倒入热油锅中，稍微凝固后盛起，放入猪肉丝快速拌炒变色，盛起。

3. 爆香大蒜末，放入黑木耳丝、韭黄段炒熟，加猪肉丝、鸡蛋、红辣椒丝炒熟，加盐调味即可。

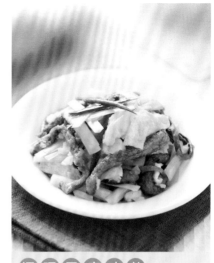

调理胃病功效

猪肉含有丰富的B族维生素，对由情绪因素引起的胃炎、胃酸反流和肠易激综合征患者来说，是既不刺激胃肠，又能补充体力的食疗佳品。

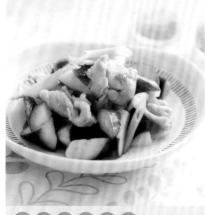

调理胃病功效

猪肉中的蛋白质可增强体力，帮助胃病患者恢复元气；小黄瓜富含水溶性膳食纤维，能促进胃肠蠕动，帮助人体吸收食物的营养。

黄瓜炒肉片

恢复元气＋促进胃肠蠕动

材料：

小黄瓜100克，猪瘦肉50克，葱段10克

调味料：

米酒、橄榄油各1大匙，酱油2大匙，淀粉、盐各1小匙

做法：

1. 小黄瓜洗净，切块；猪瘦肉洗净切片，以酱油、淀粉和盐腌渍20分钟。

2. 橄榄油入锅烧热，放入猪肉片和葱段，以大火快炒。

3. 猪肉片炒至八分熟时，放入小黄瓜块翻炒，再加入米酒拌炒均匀即可。

奶酪芦笋猪肉卷

稳定神经系统 + 增强消化功能

材料：

猪肉片8片，奶酪2片，芦笋8根，胡萝卜1根

调味料：

低脂沙拉酱1大匙

做法：

① 胡萝卜、芦笋洗净，切成细条氽烫备用。

② 取一片猪肉片，放上芦笋条、胡萝卜条后卷起，如此逐一完成8个猪肉卷。

③ 将猪肉卷放在烤盘上，铺上奶酪片，放进烤箱，以小火烤约3分钟。

④ 淋上低脂沙拉酱即可。

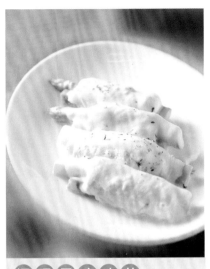

调理胃病功效

　　猪肉含有烟酸，能帮助人体吸收食物能量，维持消化系统运作；富含B族维生素，能增强胃肠的消化、吸收能力，稳定神经系统。

黄豆炖猪肉

补充营养 + 增强体力

材料：

猪里脊肉200克，黄豆80克，洋葱1/2个，西红柿1个，高汤200毫升

调味料：

橄榄油、酱油、米酒各1大匙，糖1小匙

做法：

① 黄豆洗净，泡水8小时；洋葱去皮切丝；猪里脊肉、西红柿洗净，切小块备用。

② 橄榄油入锅烧热，炒香洋葱丝、西红柿块，放入猪里脊肉块、米酒翻炒。

③ 加黄豆、酱油、糖、高汤煮沸，转小火炖煮至黄豆和猪里脊肉熟软即可。

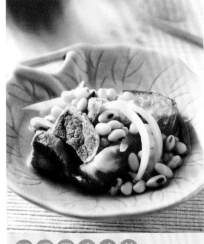

调理胃病功效

　　黄豆的蛋白质含量比猪瘦肉和牛奶高，搭配富含B族维生素的猪肉炖煮，对身体虚弱的胃病患者来说，是很好的营养来源，还可以增强体力。

提示 预防胃下垂，增强脾胃吸收能力

猪肚

健胃有效成分
蛋白质、维生素A、B族维生素

食疗功效
开胃健脾、助消化

● **别名**：猪胃

● **性味**：性微温，味甘

● **营养成分**：
蛋白质、脂肪、钠、钾、磷、铁、镁、锌、维生素A、B族维生素、维生素C、维生素E

○ 适用者：脾胃虚弱、食欲不振者　　**✗ 不适用者**：痛风、高脂血症和高尿酸血症患者

🍎 猪肚为什么能改善胃病？

1 猪肚是猪的胃，其所含营养成分可调理胃肠，增强脾胃的消化、吸收能力，特别是胃下垂、轻微胃发炎和消化能力虚弱者，多吃猪肚有助于调整胃肠功能，避免胃病复发。

2 猪肚含维生素A、B族维生素，有保护胃部组织健康的作用。

3 猪肚含有维生素C，可杀菌、抑制胃酸分泌、增进食欲。

猪肚主要营养成分

猪肚在中医五行分类中属土，可增强胃的消化能力；其热量比猪肉低，主要营养成分有蛋白质、脂肪、镁、铁、维生素 A、维生素 B_2。

猪肚食疗效果

1 猪肚可增进食欲，调节胃肠功能。脾胃虚弱、偏食、吸收功能差、气虚力乏的人，可将猪肚切片，和茯苓、芡实、薏仁、莲子、怀山药加水同煮，起锅前加米酒、盐，趁热食用，可增强胃肠动力，暖胃、开胃。

2 猪肚能健脾开胃，和白术、葱、姜、酒炖煮熟烂，切片蘸酱油食用，能够改善胃下垂、腹胀、便溏等症状。

3 猪肚所含的维生素B_2又被称为"皮肤的维生素"，有嘴角破裂、舌头和嘴唇发炎、眼睛对光线过分敏感等症状的人，不妨适量食用。

猪肚食用方法

1 烹调前，要彻底清洗猪肚内污物，胃肠不好的人适宜采用炖汤、红烧的方式烹调；一般人还可选择用猪肚和麻辣猪血做成麻辣火锅的汤底。

2 猪肚洗好后汆烫，再用冷水浸泡备用，烹调时切记不能先放盐，否则猪肚会紧缩、变硬。

3 若将猪肚煮汤，可将汤冷藏后撇去上层的浮油再饮用，如此即可减少油脂的摄取。

猪肚食用注意事项

猪肚脂肪含量高，高脂血症、痛风和高尿酸血症患者不宜多吃。

171

莲子猪肚汤

补血健脾 + 提振食欲

材料：
猪肚片200克，山药片50克，新鲜莲子30克，姜片、葱花、薏仁各10克，水1200毫升

调味料：
盐1小匙，米酒1大匙

做法：
1. 将猪肚片放入沸水中氽烫，捞出备用；莲子、薏仁洗净。
2. 取锅加水煮沸，放入猪肚片、莲子、山药片、薏仁、姜片、米酒煮沸，转小火煮1小时。
3. 熄火前加盐、葱花拌匀即可。

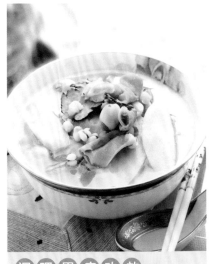

调理胃病功效

莲子有补血健脾之效，山药能改善因情绪紧张引起的腹泻、溃疡症状，搭配猪肚烹调，体质虚弱者食用能提振食欲。

砂仁猪肚汤

滋补养身 + 促进细胞再生

材料：
猪肚片300克，砂仁2克，姜片、大蒜片、葱花各10克，水1200毫升

调味料：
盐1小匙，米酒1大匙

做法：
1. 将猪肚片洗净，放入沸水中氽烫，取出备用。
2. 取锅加水煮沸，放入猪肚片、砂仁、姜片、大蒜片、米酒煮沸，转小火煮1小时。
3. 熄火前加盐调味，撒上葱花即可。

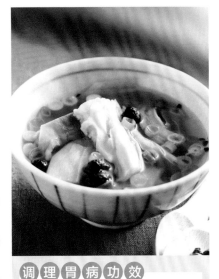

调理胃病功效

猪肚含有维生素B₂，能促进体内细胞再生；其脂肪含量低于猪肉，蛋白质含量却是猪肉的2倍，适合食量小的胃病患者滋补养身食用。

白术猪肚粥

调养身体 + 健脾益气

材料：
白术、姜片各10克，大米150克，猪肚片200
克，水1500毫升

调味料：
米酒2大匙，盐2小匙，香油适量

做法：

❶ 猪肚片洗净，放入沸水中氽烫捞出；大米洗
净，沥干。

❷ 取锅加水煮沸，放入猪肚片、白术、姜片、
米酒煮沸，转小火煮1小时。

❸ 放入大米煮沸，转小火煮至大米熟软。

❹ 加盐、香油调味即可。

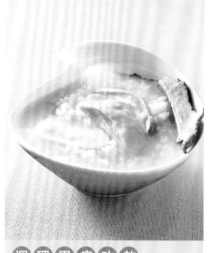

调理胃病功效

　　白术有健脾益气、调节胃酸
分泌的功效，搭配猪肚烹调，特别
适合慢性胃炎、消化不良、胃下垂
患者调养身体。

姜丝炒肚片

健脾暖胃 + 改善胃寒

材料：
猪肚300克，姜50克，枸杞子适量，凉开水
1500毫升

调味料：
橄榄油、米醋各1大匙，香油2小匙，盐1/4小
匙，冰糖1/2小匙

做法：

❶ 猪肚、姜、枸杞子洗净沥干；姜切丝，
备用。

❷ 猪肚放入汤锅，加凉开水，炖煮1小时，捞
起后沥干切条。

❸ 橄榄油入锅烧热，爆香姜丝，加猪肚条、枸
杞子、其余调味料炒匀即可。

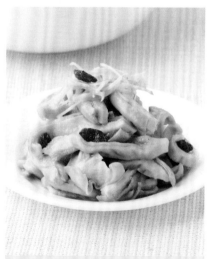

调理胃病功效

　　姜具有解毒、消炎、祛湿活
血、暖胃、止呕等功效，猪肚可以
健脾胃、补血补气。此道菜肴可改
善胃寒，改善心腹冷痛。

猪肝

健胃有效成分
维生素A、维生素B12、烟酸、铁、锌

食疗功效
预防贫血、增强体力

- **别名：**油肝、血肝
- **性味：**性温，味甘、苦
- **营养成分：**
  蛋白质、脂肪、维生素A、B族维生素、维生素C、维生素E、烟酸、辅酶Q10、钠、钾、磷、铁、铜、锌、硒、钼、铬

○ **适用者：**一般人、贫血者、孕妇　　✗ **不适用者：**高脂血症患者

猪肝为什么能改善胃病？

1 猪肝含大量维生素A、维生素C和辅酶Q10，具有保护上皮组织和黏膜不受胃酸侵蚀和溃疡伤害的功效，也可保护视力。

2 猪肝中的维生素C有助于伤口愈合，并能增强细胞对病菌的抵抗力，预防胃炎、消化性溃疡等疾病。

3 猪肝所含的辅酶Q10能缓解疲劳、恢复体力、预防便秘、改善食欲不振。

4 猪肝富含B族维生素，其中的维生素B3能促进胃肠消化，减轻胃肠不适，保护神经系统健康，同时也可预防胃黏膜发炎。

5 猪肝既含有充足的蛋白质，又有维生素B1、维生素B2、烟酸、维生素B6等营养成分，是胃病患者理想的调理食物。

6 动物肝脏含有大量矿物质锌、硒，锌和硒都是抗衰老、防止细胞氧化的"小能手"。锌能促进细胞新陈代谢，硒可防止细胞被自由基破坏，有助于预防消化系统癌症。

猪肝主要营养成分

1 猪肝是所有食物中维生素A含量最高者，每100克猪肝中，维生素A的含量高达6502微克，远超出成人一天的需求量。

2 猪肝的B族维生素含量也很丰富，维生素B12的含量在肉类中最高。

3 猪肝还富含烟酸、叶酸、钾、磷、铁、锌、硒等营养素。

猪肝食疗效果

1 猪肝含有丰富的蛋白质、叶酸，口感细软易消化，可以满足胃病患者一天的营养需求。

2 猪肝中的铁含量十分丰富，具有补血、预防缺铁性贫血、缓解疲劳之效。

3 猪肝中的维生素C、辅酶Q10，能对抗由外来化学物质、有毒环境形成的自由基的侵害，降低细胞膜氧化速度，可以降低胃癌、大肠癌和前列腺癌的发病率。

☀ 猪肝挑选和食用方法

1 挑选猪肝时，色泽鲜红有光泽、摸起来有弹性、表面没有白斑和浮筋的比较鲜嫩。

2 猪肝热炒或煮汤都很适合，和菠菜同炒，可增加钙、铁的吸收，预防贫血的功效就会更加明显；加入姜丝煮猪肝汤，则能清胃肠、助消化。

3 将猪肝和大米同煮成粥，每天分三次食用，可帮助产后妇女分泌乳汁。

4 要去除猪肝的腥味，可先汆烫，将血水冲净再烹调。

⚕ 猪肝食用注意事项

1 猪肝中的胆固醇含量高，因此高血压、高脂血症、痛风患者应酌量食用。

2 肝脏是代谢废物的器官，容易残留细菌和病毒，一定要洗净、煮熟后再食用，也不要食用过量。

首乌炖猪肝

健脾养胃＋预防癌症

材料：
猪肝200克，红枣10颗，何首乌50克，姜2片，水700毫升，银耳（泡发）适量

调味料：
盐1小匙，米酒1大匙

做法：

❶ 将何首乌放入锅中，加水熬煮15分钟，制成药汁；红枣洗净备用。

❷ 猪肝洗净，切薄片，放入沸水中汆烫，捞出沥干。

❸ 药汁煮沸，加入猪肝片、红枣、银耳、姜片、盐、米酒煮沸，再转小火煮至猪肝熟透即可。

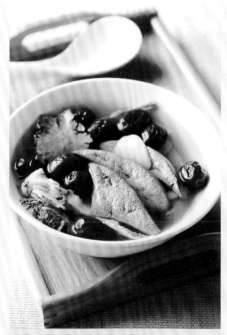

调理胃病功效

红枣能健脾养胃；猪肝富含维生素C和辅酶Q_{10}，能有效预防胃癌；富含烟酸，能促进胃肠消化，减轻胃肠不适症状。

绿菠猪肝汤

保护胃黏膜＋预防胃肠疾病

材料：

猪肝200克，姜丝10克，菠菜100克，凉开水700毫升

调味料：

米酒1大匙，盐1小匙，香油适量

做法：

❶ 菠菜洗净切段；猪肝切薄片，氽烫后取出沥干备用。

❷ 取锅加凉开水煮沸，放入姜丝煮5分钟，放入猪肝片、菠菜段、米酒煮2分钟。

❸ 熄火前加盐、香油调味即可。

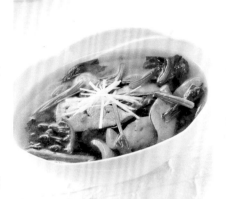

调理胃病功效

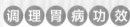

　　猪肝含有丰富的维生素A，能保护胃黏膜；富含维生素C，可增强细胞的抵抗力，进而预防胃肠疾病。

玫瑰猪肝汤

补铁补血＋疏肝解郁

材料：

猪肝200克，干玫瑰花7朵，嫩姜3片，葱2根，凉开水700毫升

调味料：

淀粉、米酒、盐各1小匙，香油1/4小匙

做法：

❶ 猪肝洗净切片，放入碗中加淀粉拌匀；葱洗净切段。

❷ 干玫瑰花放入锅中，加凉开水以中火煮5分钟。

❸ 加猪肝片、葱段和嫩姜片，大火煮至猪肝变色，加盐和米酒煮匀，起锅前淋上香油即可。

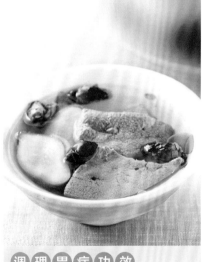

调理胃病功效

　　猪肝富含维生素A和铁，能补铁、补血，预防缺铁性贫血；玫瑰花则能疏肝解郁、醒脾和胃、活血行气止痛。

菠菜猪肝粥

补充营养 + 减轻胃肠不适

材料：
猪肝100克，菠菜3棵，大米80克，水600毫升

调味料：
盐适量

做法：

❶ 菠菜洗净切碎；猪肝泡水或以流水冲净血水，切片，汆烫后备用。

❷ 将洗净的大米放入锅中，加水熬煮成粥。

❸ 加入猪肝片煮熟，放入菠菜碎煮1分钟，加盐调味即可。

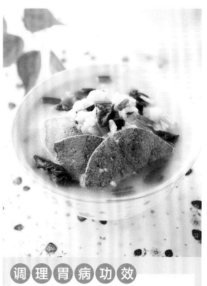

调理胃病功效

　　猪肝富含蛋白质，能补充胃病患者所需营养；富含烟酸，能协助消化系统维持正常功能，减轻胃肠不适。

芥蓝炒猪肝

保护胃黏膜 + 预防胃炎

材料：
芥蓝菜250克，姜1片，猪肝100克，胡萝卜20克

调味料：
橄榄油1大匙，盐、香油各1/6小匙

做法：

❶ 胡萝卜、猪肝洗净切片；芥蓝菜取嫩叶，洗净，去粗茎，切段，用沸水汆烫后沥干。

❷ 橄榄油入锅烧热，炒香姜片和胡萝卜片，加入猪肝片炒匀。

❸ 放入芥蓝菜段略炒，加盐调味，起锅前淋上香油炒匀即可。

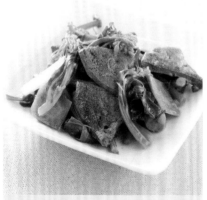

调理胃病功效

　　猪肝富含维生素A，能保护上皮组织和胃黏膜不受胃酸侵蚀；所含的烟酸能缓解胃肠不适，预防胃黏膜发炎。

牛肉

健胃有效成分
锌、铁、蛋白质、B族维生素

食疗功效
滋养脾胃、增强免疫力

- **别名**：黄牛肉
- **性味**：性温，味甘
- **营养成分**：
  蛋白质、脂肪、维生素A、B族维生素、维生素C、维生素E、钠、钾、磷、钙、铁、铜、锌、硒

○ **适用者**：一般人、体力虚弱者　✗ **不适用者**：肾病和"三高"患者、胃肠功能不佳者

牛肉为什么能改善胃病？

1. 牛肉属高蛋白肉类，其氨基酸的组成比猪肉更适合人体需求；所含苏氨酸能促进胃肠蠕动；所含色氨酸可促进血清素和褪黑素的合成，有助于对抗抑郁、平稳情绪，防治神经性胃炎。

2. 牛肉中的赖氨酸、丙氨酸等协同运作，能促进身体受损肌肉、器官组织的修复，帮助肌肉生长，对手术后的胃肠病患者来说，牛肉是很好的健胃调养食物。

3. 牛肉富含矿物质，锌能促进伤口愈合、修复组织；铁能促进红细胞的生成，预防贫血，增强免疫力，补充体力。

牛肉主要营养成分

1. 牛肉是蛋白质含量丰富的肉类，有助于手术后恢复体力；还富含维生素A、B族维生素和烟酸。

2. 牛肉含丰富的铁、锌、镁等矿物质，铁的含量比菠菜多，有益身体健康。

牛肉食疗效果

1. 中医认为，牛肉可补脾胃、强壮筋骨，其丰富的铁能预防贫血，增加血液和肌肉的氧气供应，让人活力充沛。

2. 牛肉含有多种B族维生素，可调节人体神经传导功能，协助生物酶进行代谢活动，具有提振食欲、改善虚弱体质的作用。

牛肉食用方法

1. 牛肉的纤维比较粗韧，在烹调时宜挑较嫩的里脊肉，或者以清炖的方式来烹调，才不会造成胃病患者消化上的负担。

2. 新鲜的牛肉色泽深红有弹性，烹调时不宜加嫩精（一种食品添加物，可使肉质软嫩），以免破坏蛋白质。

牛肉食用注意事项

1. 肾病和"三高"患者应酌量食用。

2. 牛肉本身的纤维较粗，所以胃肠消化功能差的人、老年人、幼儿都不宜吃太多牛肉。

豇豆牛肉

恢复体力＋补充蛋白质

材料：
牛肉200克，豇豆100克，姜10克

调味料：
苦茶油1小匙，淀粉1大匙，盐、酱油各1/2小匙

做法：

❶ 豇豆洗净，去头尾、粗梗，切段；牛肉洗净切片；姜洗净切丝。

❷ 将豇豆段放入沸水中氽烫，捞起沥干；牛肉片以酱油和淀粉略腌。

❸ 苦茶油入锅，爆香姜丝，加入牛肉片略炒。

❹ 放盐和豇豆段炒匀即可。

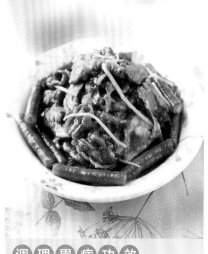

调理胃病功效

　　牛肉富含蛋白质，其氨基酸组成符合人体需求，并能满足胃病手术后初愈者修复身体组织的需求，能使人快速恢复体力。

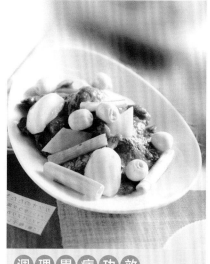

调理胃病功效

　　牛瘦肉富含锌，能协助人体吸收糖类和蛋白质，提高免疫力；所含色氨酸有助于平稳情绪，能预防神经性胃炎。

百合莲子炒牛肉

预防胃炎＋提高免疫力

材料：
牛肉片200克，新鲜百合、新鲜莲子各30克，葱段、姜片各10克

调味料：
蚝油、酱油、米酒各1小匙，橄榄油1½大匙，盐1/2小匙，高汤100毫升

做法：

❶ 将酱油、米酒拌入牛肉片略腌，牛肉片腌好后放入热油中过油盛盘。

❷ 锅留油，爆香葱段、姜片，放百合、莲子和其余调味料，煮至汤汁略收。

❸ 放入牛肉片，拌炒至牛肉熟透即可。

羊肉

健胃有效成分
蛋白质、
B族维生素

食疗功效
滋补养生、
改善胀气

- **别名：** 膻肉、羝肉、羯肉

- **性味：** 性热，味甘

- **营养成分：**
  蛋白质、脂肪、维生素A、B族维生素、烟酸、生物素、叶酸、钠、钾、磷、铁、锌、硒

○ **适用者：** 一般人、脾胃虚寒者　✗ **不适用者：** 发热、发炎、长毒疮者

羊肉为什么能改善胃病？

1 羊肉的肉质比猪肉细嫩，脂肪、胆固醇含量比牛肉、猪肉低，又含有丰富的蛋白质，对胃肠消化能力较差的人来说，食用羊肉既可补充多种营养，又不易发胖，是不错的肉类食材。

2 羊肉富含维生素A、B族维生素，可以促进肌肉组织的生长；所含丰富的烟酸和锌、硒则具有预防消化系统癌症的作用。

3 羊肉铁含量丰富，胃溃疡患者在恢复期可适量食用羊肉，以弥补体内铁的不足，并能预防贫血，改善胃口、精神不佳及嗜睡、怕冷等症状。

羊肉主要营养成分

1 羊肉为低脂肉类，其热量介于牛肉、猪肉之间，但维生素A的含量比等量猪肉高。

2 羊肉所含的B族维生素中，烟酸含量较多，可维护消化系统的健康；所含的矿物质有钾、锌、铁、硒，其中钾含量较高，可提高免疫力。

羊肉食疗效果

1 在中国人的五行观念中，羊肉属于土性，和五行属土的脾胃相合，所以羊肉有健脾益胃的功效。

2 冬天手脚容易冰冷、代谢不好者，以羊肉进补，能调整体内代谢水平，达到暖胃、祛除湿气、提升精力和元气的御寒效果。

羊肉挑选和食用方法

1 羊肉要挑选肉质紧密、触压有弹性、色泽鲜红带光泽的，这样才新鲜。

2 冬天可以中药炖煮羊肉补身，或者吃羊肉火锅暖胃；搭配蔬菜快炒，或者加香辛料煎烤。

3 羊肉不宜生食，但也不适合煮得过熟，因为肉质太老反而不易消化。

羊肉食用注意事项

发病中的胃病患者不宜食用羊肉，肝炎、高血压病患者也不宜多吃。

胡萝卜羊肉粥

修复黏膜＋提高免疫力

材料：
羊肉块、大米各100克，胡萝卜块50克，姜丝10克，凉开水1200毫升

调味料：
淀粉、米酒、橄榄油各1大匙，盐1小匙，香油适量

做法：
❶ 羊肉块拌入米酒、淀粉腌渍；大米洗净沥干。
❷ 橄榄油入锅烧热，炒香姜丝、胡萝卜块、羊肉块。
❸ 取锅放入大米、凉开水煮沸，转小火煮至大米熟软。
❹ 将炒好的羊肉块和胡萝卜块放入锅中煮沸，最后放入盐、香油调味即可。

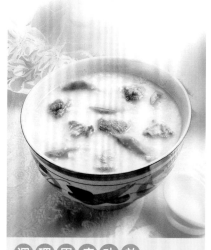

调理胃病功效

羊肉富含维生素A、B族维生素，可以协助人体进行肌肉组织修复；富含烟酸和锌、硒等矿物质，能提高免疫力，预防胃癌。

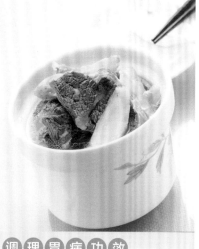

调理胃病功效

砂仁能帮助消化、消除胀气，搭配性质温热、肉质细嫩、脂肪和胆固醇含量较低的羊肉烹调，能暖胃益脾，很适合胃病患者进补养身。

砂仁药膳羊肉汤

暖胃益脾＋消除胀气

材料：
砂仁、姜片各10克，羊肉块400克，凉开水1500毫升

调味料：
盐1小匙，白胡椒粉适量

做法：
❶ 羊肉块入沸水汆烫，取出沥干备用。
❷ 另取锅加凉开水煮沸，放入羊肉块、砂仁、姜片，以小火炖煮2小时。
❸ 熄火前放入盐、白胡椒粉调味即可。

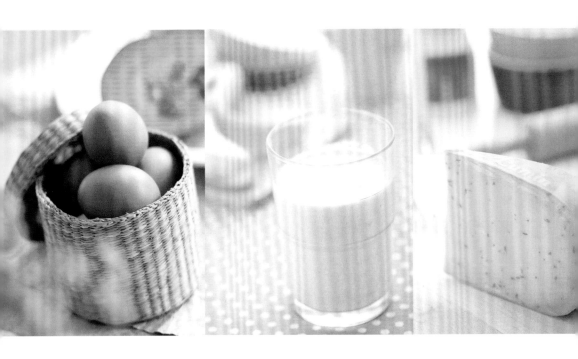

蛋奶类及其制品

鸡蛋和牛奶所含的蛋白质好消化、易吸收，对胃病患者有很好的补益作用，此外，鸡蛋清具有抗菌的效果，适合胃溃疡、十二指肠溃疡患者食用。由牛奶制成的酸奶、奶酪制品，富含钙和B族维生素，能舒缓紧张情绪，缓解压力，对因情绪紧张引起的胃病、肠易激综合征有改善作用。

经常补充乳酸菌，可预防胃肠病变，乳酸菌为肠道内益菌制造有利的生长环境，抑制有害菌生存，加速胃肠中致癌物的排出，其分解物还能刺激肠道蠕动，解决便秘的困扰。

提示 营养丰富，胃肠不好的人易吸收

鸡蛋

健胃有效成分
蛋白质、
卵磷脂

食疗功效
补充营养、
增强体力

- **别名：**鸡卵、鸡子
- **性味：**性平，味甘
- **营养成分：**
蛋白质、卵磷脂、胆固醇、叶酸、烟酸、生物素、维生素A、维生素E、维生素K、芦丁、钙、铁、磷、镁、钾、钠、铜、锌、硒

○ **适用者：**胃肠吸收能力差者、幼儿、青少年　✗ **不适用者：**高胆固醇血症患者

🍎 鸡蛋为什么能改善胃病？

1 鸡蛋所含蛋白质的组成和人体组织蛋白极为接近，因此鸡蛋的营养很容易被人体吸收，对胃病患者来说，鸡蛋是容易消化、营养价值又高的食物。

2 鸡蛋中的蛋白质、卵磷脂、维生素A可保护胃黏膜、促进细胞代谢，有助于胃肠消化、吸收。

3 鸡蛋不含膳食纤维，营养均衡、热量低，是不伤胃又好消化的滋补食物，适合胃溃疡患者食用。

🔵 鸡蛋主要营养成分

1 鸡蛋除不含膳食纤维、维生素C外，几乎含有所有人体必需的营养，维生素A含量丰富，B族维生素中则以维生素B_2、烟酸较多。

2 蛋黄含有丰富的卵磷脂、胆固醇，以及磷、镁、钠、铁、钙、锌等矿物质。

3 卵磷脂是存在于蛋黄中的一种脂肪，约占蛋黄的30%，其对人体有多重功效，是鸡蛋中重要的营养成分。

🦷 鸡蛋食疗效果

1 吃鸡蛋可补充叶酸、铁，有助于红细胞的生成，可预防贫血，对出血性溃疡患者而言，是很好的食疗补品。

2 鸡蛋中所含的维生素D、维生素E、维生素K，能促进黏膜愈合、促进血液循环、稳定神经；所含的卵磷脂可增强大脑的记忆力。

☀ 鸡蛋食用方法

1 鸡蛋适合炒、煎、卤、蒸，或者做成甜品等多种烹调方式，其中以白水蛋热量最低，也最健康。

2 蒸鸡蛋时，不要将锅盖盖紧，可放一支筷子在锅盖下方让蒸气散出，这样蒸出来的鸡蛋表面不会布满孔洞，吃起来更滑嫩可口。

👩‍⚕️ 鸡蛋食用注意事项

1 鸡蛋容易受到沙门氏菌污染，因此不宜生吃或冲热豆浆、半熟食用。

2 蛋黄胆固醇含量高，高胆固醇血症患者可只吃蛋清，少吃蛋黄。

胡萝卜炒蛋

安定神经 + 保护胃壁

材料:
鸡蛋3个, 胡萝卜100克, 葱花、罗勒叶各适量

调味料:
橄榄油2小匙, 盐1小匙

做法:

❶ 鸡蛋打散; 胡萝卜洗净去皮, 刨丝备用。

❷ 热锅放橄榄油, 放入胡萝卜丝和盐快炒, 打入蛋汁拌匀, 撒上葱花, 放上洗净的罗勒叶装饰即可。

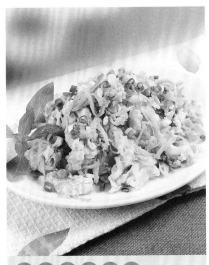

调 理 胃 病 功 效

　　鸡蛋除缺乏维生素C和膳食纤维外, 几乎包含其他所有营养成分。搭配胡萝卜烹调, 更能增加维生素A的含量, 可保护黏膜健康。

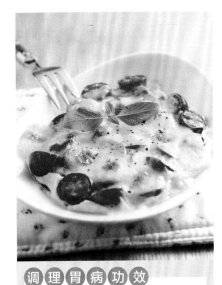

调 理 胃 病 功 效

　　鸡蛋能促进细胞代谢, 提高胃肠消化、吸收的能力; 搭配富含膳食纤维、维生素C的小西红柿, 即为营养更全面的菜肴。

菠菜西红柿奶酪焗蛋

补充营养 + 促进代谢

材料:
鸡蛋2个, 小西红柿4个, 菠菜、奶酪丝各20克, 罗勒叶适量

调味料:
盐1小匙, 低脂沙拉酱1大匙

做法:

❶ 菠菜洗净, 汆烫后挤掉水分, 切碎; 小西红柿洗净, 对半切开; 鸡蛋打散备用。

❷ 将菠菜碎、小西红柿块、蛋汁和所有调味料拌匀, 放入烤皿, 撒上奶酪丝后放入预热好的烤箱中, 烤约6分钟, 取出后放上洗净的罗勒叶装饰即可。

青豆虾仁蒸蛋

促进消化＋预防贫血

材料：

鸡蛋2个，虾仁5只，青豆仁30克，凉开水250毫升

调味料：

盐少许

做法：

❶ 鸡蛋打散，加入凉开水、盐搅拌均匀，过滤后倒入蒸杯中。

❷ 虾仁去肠泥后洗净；青豆仁洗净。

❸ 蒸锅加水，放入蒸杯，盖上盖子（留一小孔），蒸约5分钟后，摆上虾仁和青豆仁，以小火蒸约10分钟即可。

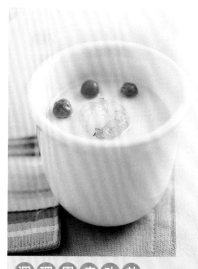

调 理 胃 病 功 效

　　鸡蛋含有叶酸和铁，能预防贫血，是出血性胃溃疡患者很好的食疗补品；青豆中的膳食纤维可促进胃肠蠕动，促进消化。

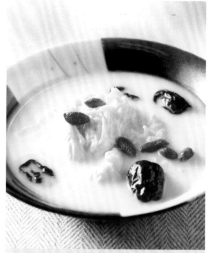

调 理 胃 病 功 效

　　枸杞子和红枣都有补气血的功效，搭配营养丰富又容易被消化、吸收的鸡蛋和可稳定神经的牛奶，是适合各种体质人群食用的滋补汤品。

奶香枸杞蛋花汤

补血养身＋增强体力

材料：

鸡蛋2个，枸杞子10克，红枣6颗，全脂鲜牛奶250毫升，小白菜、水各适量

做法：

❶ 鸡蛋打散；红枣洗净，用清水浸泡1小时备用；小白菜洗净，切段。

❷ 枸杞子洗净，连同红枣和红枣水，一并放入锅中加热至沸。

❸ 将蛋汁、小白菜段倒入锅中煮沸，续倒入全脂鲜牛奶煮沸即可。

牛奶

健胃有效成分
乳糖、钙、
蛋白质

食疗功效
缓解压力、
健胃整肠

● **别名：**牛乳、鲜乳

● **性味：**性平，味甘

● **营养成分：**
脂肪、蛋白质、糖类、烟酸、叶酸、维生素A、维生素D、维生素E、生物素、钙、钾、钠、镁、磷、铜、硒、铁、锌

○ 适用者：一般人、需补充营养者　　**✗ 不适用者：**乳糖不耐受症患者

🍎 牛奶为什么能改善胃病？

1 牛奶含有能够安定神经的钙、维生素 B₁、维生素 D，以及色氨酸、烟酸、泛酸等营养成分，可以缓解因紧张情绪和压力引起的胃痛、胃痉挛症状，具有稳定神经、保持心情放松的功效。

2 牛奶含有完整的B族维生素，可以协助消化酶将体内淀粉、糖类完全代谢，转换成胃肠易吸收的葡萄糖等，供给细胞能量，也能促进体内新陈代谢、缓解疲劳，适合需要补充体力的胃病患者饮用。

☀ 牛奶主要营养成分

1 牛奶含有大量乳糖、蛋白质，若不额外添加果糖，每100毫升牛奶的热量有约270千焦，是低热量的健康饮品。

2 牛奶中的维生素A、B族维生素，钙含量也十分丰富，同时还含有微量的生物素和叶酸。

3 牛奶中的钙人体吸收率高，是补钙好选择。此外，牛奶还含有钾、钠、镁、铁、锌、铜、硒等矿物质。

🐘 牛奶食疗效果

1 牛奶含有钙、铁，适合孕妇、更年期妇女和发育中的儿童、青少年饮用；钙可强化骨骼和牙齿、调节铁代谢、稳定神经系统、帮助睡眠。

2 牛奶中的钾和蛋白质中的天门冬氨酸，可调节细胞代谢，促进人体排出多余的水分和乳酸，缓解肌肉酸痛。

3 牛奶可养心肺、润皮肤、补益五脏，经常饮用能增加皮肤的活力和弹性。

4 加热牛奶来蒸脸，可促进脸部血液循环，加快新陈代谢，使肤色红润。

☀ 牛奶食用方法

胃肠不好的人不要直接喝冰牛奶，将牛奶稍微加热，睡前饮用，可提升睡眠质量。

➕ 牛奶食用注意事项

1 牛奶不可久煮，过度加热会破坏牛奶的营养价值。

2 胆囊炎、反流性食管炎患者，应适量饮用牛奶。

奶香草菇炖西蓝花

抗炎＋预防胃溃疡

材料：

草菇100克，西红柿1个，西蓝花300克，鲜牛奶200毫升

调味料：

橄榄油2小匙，奶油1小匙，盐1/2小匙，糖1/4小匙，黑胡椒粒适量

做法：

❶ 西红柿洗净，切块；西蓝花洗净，切成小朵；草菇洗净备用。

❷ 以橄榄油热锅后，倒入奶油和西红柿块、西蓝花、草菇炒匀，再加鲜牛奶搅拌。

❸ 加盐和糖，再翻炒2分钟，撒上黑胡椒粒即可。

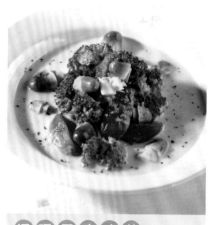

调理胃病功效

牛奶含有维生素A、B族维生素，可促进胃肠消化；西蓝花中的萝卜硫素能对抗幽门螺杆菌，可预防胃炎、胃溃疡和胃癌。

山药薏仁牛奶锅

益气健脾＋缓解胃痛

材料：

山药100克，柳松菇50克，花生仁、薏仁各30克，枸杞子20克，黄芪2片，牛奶6杯

调味料：

盐2小匙，糖1小匙

做法：

❶ 山药洗净去皮，以波纹刀切片；花生仁、柳松菇洗净；薏仁洗净，泡水，捞出备用。

❷ 锅中倒入牛奶、花生仁和薏仁，煮至花生仁熟软，再加入山药片、黄芪、枸杞子，以小火煮15分钟，最后加入柳松菇和调味料煮匀即可。

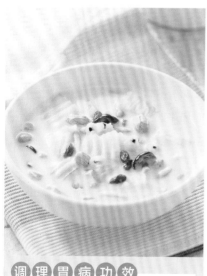

调理胃病功效

牛奶可安定神经，舒缓紧张的情绪，有效缓解胃痛、胃痉挛；黄芪能益气健脾、消食开胃；薏仁可保护胃肠黏膜。

奶香杏仁粥

润肤生津＋补胃益肺

材料：
鲜牛奶350毫升，大米90克，杏仁片35克，凉开水800毫升

调味料：
冰糖1小匙

做法：
1. 锅中放入洗好的大米和凉开水煮沸，转小火煮50分钟。
2. 拌入压碎的杏仁片，煮沸后再煮5分钟。
3. 放入冰糖调味，熄火后倒入鲜牛奶拌匀即可。

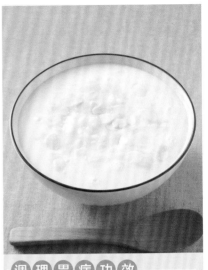

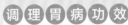

调理胃病功效

　　牛奶能促进体内新陈代谢，还具有补胃、益肺、生津、润肤的作用，适合体虚、食量减少、反胃、便秘、皮肤干燥者食用。

草莓牛奶燕麦粥

降低胆固醇＋预防便秘

材料：
草莓6颗，即食燕麦60克，热牛奶1杯，葡萄干10克，混合坚果20克

做法：
1. 将热牛奶和即食燕麦倒入容器，浸泡10分钟备用。
2. 草莓洗净，对切。
3. 将草莓块、葡萄干、混合坚果倒入牛奶燕麦中，混合均匀即可。

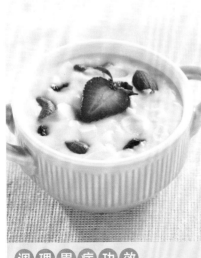

调理胃病功效

　　这道粥品可使人产生饱腹感，能降低体内的胆固醇，预防心血管疾病；富含膳食纤维，可改善胃肠道环境，预防便秘。

葡萄牛奶

健胃整肠 + 预防胃病

材料：
葡萄100克，低脂牛奶240毫升

调味料：
蜂蜜1大匙

做法：
　　葡萄洗净后放入果汁机中，加入低脂牛奶、蜂蜜打成汁，倒入杯中即可。

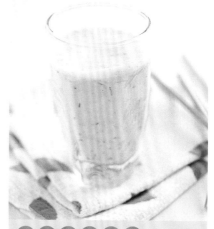

调 理 胃 病 功 效
　　低脂牛奶含有易消化、吸收的蛋白质，可提振元气；葡萄中的膳食纤维和胶质能健胃整肠、清除体内代谢产物、预防胃肠疾病。

黑糖山药牛奶

促进消化 + 增强体力

材料：
鲜牛奶500毫升，山药100克

调味料：
黑糖10克

做法：
　　山药洗净，去皮切块，和鲜牛奶、黑糖一起放入果汁机中打匀，倒入锅中，煮沸即可。

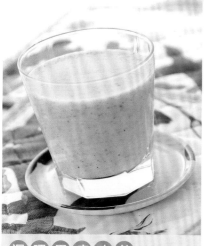

调 理 胃 病 功 效
　　山药的黏液含有消化酶，能促进消化，搭配鲜牛奶，具有缓解疲劳的功效，很适合胃病患者饮用以增强体力。

酸奶

健胃有效成分	● **别名：** 优酪乳、优格、酸奶酪
乳酸菌、 蛋白质	● **性味：** 性平，味酸、甘
食疗功效	● **营养成分：**
排便顺畅、 活化肠道	脂肪、蛋白质、糖类、烟酸、乳酸菌、维生素A、维生素B$_2$、维生素B$_{12}$、钙、钾、钠、镁、磷、铁、锌

○ 适用者： 一般人，便秘、高脂血症患者　　**✗ 不适用者：** 对乳制品过敏的人

酸奶为什么能改善胃病？

1 酸奶中的乳酸菌可以保护胃黏膜不受幽门螺杆菌感染，胃病患者多饮用，可降低疾病复发率。

2 酸奶可增加肠道益生菌的数量，杀死消化道的有害菌，维持菌种平衡，降低有害菌种分泌致癌物的概率。

3 酸奶中的蛋白质进入胃后，会被分解为功能性多肽等物质，能对胃产生保护作用，避免胃遭受癌细胞的攻击。

酸奶主要营养成分

　　酸奶的营养成分以乳酸、醋酸、乳糖、蛋白质为主，并含有微量维生素B$_2$、维生素B$_{12}$、烟酸和矿物质。

酸奶食疗效果

1 酸奶中的钙容易被人体吸收，含量又丰富，可以预防骨质疏松。乳糖不耐受症患者也可安心饮用酸奶，不用担心会腹胀、腹泻。

2 酸奶含有丰富的活性益生菌，和富含膳食纤维的水果一起食用，能刺激肠道蠕动，让排便顺畅，消除便秘困扰。

3 酸奶可协助排出体内代谢废物，维持肠道活力、避免肠道老化，降低大肠癌、直肠癌的发病率。

酸奶挑选和食用方法

1 酸奶不宜久存，且必须在低温下菌种才能发挥最大作用，不宜食用冷食的胃病患者，可先将酸奶置于室温下，待其回温后再食用。

2 宜挑选标有低温活菌、生乳含量高的酸奶，才能有效发挥乳酸菌捍卫肠道健康的功效。

酸奶食用注意事项

1 不可和抗生素、胃药，或者含亚硝酸盐的加工食品，如香肠、腊肉同时食用，以免合成对人体有害的物质。

2 酸奶不宜空腹食用，因乳酸菌易被胃酸杀死，降低其保健功效。

杧果芦荟酸奶

抗感染＋调理胃肠

材料：
杧果1个，芦荟1片，低脂酸奶250毫升

调味料：
蜂蜜1/2小匙

做法：
❶ 杧果洗净，去皮、核，切块。
❷ 芦荟去皮，取出果肉放入果汁机中，加入杧果块、低脂酸奶和蜂蜜打成汁即可。

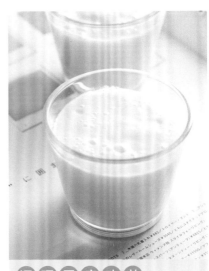

调理胃病功效
饮用酸奶，可加速清除幽门螺杆菌，胃病患者康复后，持续饮用酸奶，还可降低因感染幽门螺杆菌而导致胃病的复发。

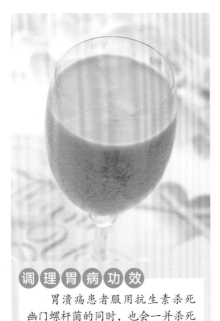

调理胃病功效
胃溃疡患者服用抗生素杀死幽门螺杆菌的同时，也会一并杀死体内益生菌。饮用酸奶可降低抗生素的不良反应，也有助于杀菌。

胡萝卜苹果酸奶

健胃整肠＋清除坏菌

材料：
胡萝卜50克，苹果100克，无糖酸奶400毫升

做法：
胡萝卜、苹果洗净，去皮切块，和无糖酸奶一起放入果汁机中打匀即可。

菠萝酸奶

增加肠道有益菌 + 增强消化功能

材料：
菠萝100克，酸奶80克，柠檬汁2大匙

调味料：
蜂蜜1小匙

做法：
1. 将菠萝去皮，切片，放入果汁机中，加入酸奶与柠檬汁一起打成果汁。
2. 加入蜂蜜调匀即可。

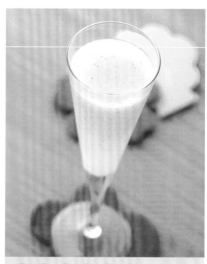

调理胃病功效

菠萝含有丰富的钙质、B族维生素与菠萝蛋白酶，能增强人体的消化、代谢能力。酸奶能增加肠道内有益菌的数量，有利于肠道废物的代谢，并有助于增强人体的消化功能。

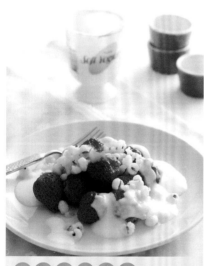

调理胃病功效

薏仁具有抗癌、美容的功效；酸奶富含乳酸菌，可帮助肠道将致癌物排出体外。两者皆可增强人体内免疫细胞的活性，有助于预防癌症。

酸奶草莓薏仁沙拉

增强免疫细胞活性 + 排出致癌物

材料：
草莓60克，低脂原味酸奶100毫升，薏仁40克

做法：
1. 将薏仁洗净，放入水中，煮沸后继续煮约1小时，煮至汤汁浓稠（可以前一天晚上先煮好，放入冰箱备用）。
2. 将草莓去蒂，洗净放入盘中，然后加入低脂原味酸奶与适量薏仁汤即可。

核桃果香酸奶沙拉

增强免疫力＋修复胃溃疡

材料：

葡萄干、核桃仁各 30 克，苹果（去核）、去皮杧果各 50 克，酸奶 200 克，小黄瓜 100 克，柠檬汁 5 毫升

做法：

❶ 苹果、去皮杧果、小黄瓜切丁；核桃仁放入烤箱中烤3分钟备用。

❷ 将苹果丁、杧果丁、小黄瓜丁、核桃仁和葡萄干放入容器中，淋上柠檬汁，最后倒入酸奶拌匀即可。

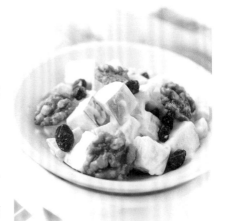

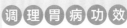

调 理 胃 病 功 效

　　酸奶含有乳酸菌，可增强免疫力、减少胃肠发炎率，降低胃癌、大肠癌的发病率。水果中的维生素C能促进胃溃疡愈合。

秋葵酸奶沙拉

提高胃肠功能

材料：

秋葵、酸奶各200克，姜黄粉10克

做法：

❶ 酸奶和姜黄粉调匀备用。

❷ 秋葵洗净，放入沸水中余烫2分钟备用。

❸ 将调制好的酸奶姜黄粉淋在秋葵上，并放入冰箱冷藏，待要食用时取出即可。

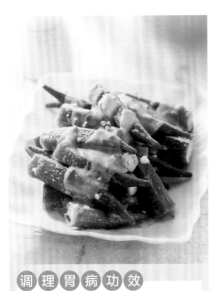

调 理 胃 病 功 效

　　食用酸奶能提高胃肠功能，但胃病患者不宜食用冰冷、有刺激性的食物，故此道菜宜置于室温环境中，待其回温后再食用。

奶酪

健胃有效成分
乳酸菌、
B族维生素

食疗功效
缓解压力、
预防骨质疏松

- **别名：** 奶酪、芝士、干奶酪、干酪、起士、鲜奶酪

- **性味：** 性平，味甘、酸

- **营养成分：**
  蛋白质、脂肪、钙、磷、铁、维生素A、B族维生素、维生素E、钠、锌、钾、乳酸菌

○ 适用者： 一般人，骨质疏松症、便秘患者　　**✗ 不适用者：** 高血压病、肾病患者，肥胖者

🍎 奶酪为什么能改善胃病?

1 奶酪含有丰富的乳酸菌，可调整肠道细菌生态，增加益生菌数量，提高免疫力，降低胃癌的发病率。

2 吃奶酪能让人情绪稳定、心情放松，因奶酪中含维生素B1、维生素B2、维生素B12、锌、色氨酸、赖氨酸等营养物质，有舒缓情绪的功效。容易因工作压力大而引发胃痛、胃炎、十二指肠溃疡，或者患有肠易激综合征、便秘患者，适量食用奶酪，有缓解症状的效果。

😊 奶酪主要营养成分

1 奶酪由大量鲜牛奶提炼而成，为高热量、高蛋白制品，热量约为等量鲜牛奶的5倍，蛋白质含量约为等量牛奶的7.8倍。

2 奶酪含丰富的维生素A，并含有维生素B2、维生素B12等，可协助神经系统正常运作。

3 奶酪中的钠、钙含量丰富，可稳定神经，提高抗压性，预防骨质疏松症。

🐘 奶酪食疗效果

1 奶酪含有赖氨酸、精氨酸等人体必需的氨基酸，具有缓解疲劳、保护胃肠黏膜、促进肝脏尿素循环、稳定情绪的作用。

2 患有乳糖不耐受症者，无法从鲜牛奶中摄取蛋白质，奶酪是很好的替代品。

🏵 奶酪食用和保存方法

1 奶酪可做成点心、三明治，也可搭配红酒或刨丝入菜料理。

2 吃不完的奶酪宜用保鲜膜包紧，放在保鲜盒中，再放入冰箱冷藏，以避免水分流失。

3 硬质奶酪可放在冷冻库保存半年，食用前需先取出回温。

👩‍⚕️ 奶酪食用注意事项

1 奶酪钙含量丰富，骨质疏松症患者可适量食用。

2 奶酪热量高，肥胖者不宜过量食用。

3 奶酪在制造过程中会浸泡盐水，因此含有大量盐分，高血压病、肾病患者不宜多吃。

奶酪西红柿沙拉

促进消化＋保护黏膜

材料：

奶酪50克，西红柿200克，玉米粒60克，罗勒40克，葱1根，蓝莓适量，白菜叶1片

调味料：

橄榄油、白醋各2小匙，糖1小匙，黑胡椒粉1/6小匙

做法：

❶ 白菜叶洗净，铺于盘底；西红柿洗净切片，蓝莓洗净，和玉米粒一起摆在白菜叶上。

❷ 罗勒、葱洗洗，切碎；奶酪切碎，均匀撒入盘中。

❸ 将所有调味料混匀，淋在沙拉上即可。

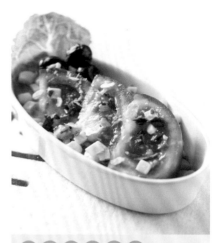

调 理 胃 病 功 效

奶酪含有人体必需氨基酸——赖氨酸、精氨酸等，可缓解疲劳、保护胃肠黏膜；西红柿、玉米富含膳食纤维，能促进消化。

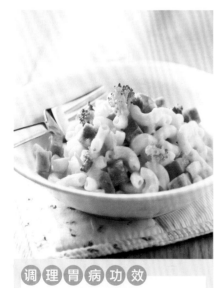

调 理 胃 病 功 效

奶酪富含B族维生素，可稳定情绪；牛奶含有维生素A、维生素B_2，能修复黏膜、促进细胞再生，是胃病患者摄取蛋白质的重要来源。

奶香蔬菜通心粉

稳定情绪＋修复黏膜

材料：

通心粉200克，火腿丁、西蓝花碎、胡萝卜丁各50克，洋葱丁30克，牛奶600毫升

调味料：

橄榄油2小匙，盐1小匙，大蒜粉、奶酪粉各适量

做法：

❶ 通心粉煮熟；西蓝花碎、胡萝卜丁分别氽烫，沥干备用。

❷ 橄榄油入锅烧热，炒香洋葱丁后，放入西蓝花碎、胡萝卜丁、火腿丁、盐拌炒。

❸ 倒入牛奶、通心粉煮沸，熄火前加入大蒜粉和奶酪粉拌匀即可。

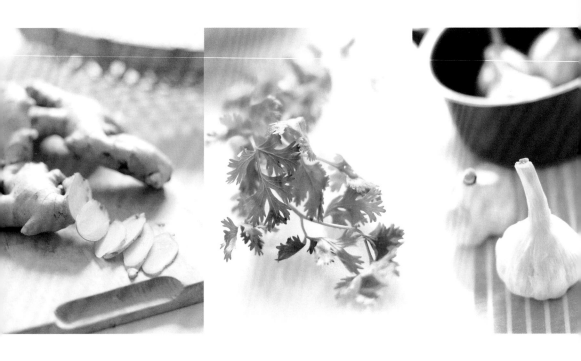

风味香料类

　　香辛调味料因具有独特的气味而有开胃、醒脑、提振食欲的功效，有益于缓解消化不良引起的不适；同时，香辛料多半含有可抗菌、杀菌的成分，如姜中的生姜醇、姜黄素，大蒜、青蒜、葱中的蒜氨酸和辣素等。

　　香辛料各有独特的气味，可放松神经，还可保护胃肠，使胃肠不受病菌感染，增强抵抗力。

　　因为香辛料多半具刺激性，不宜空腹食用或一次食用太多，尤其是胃溃疡或胃酸过多患者，要谨慎食用。

提示 健胃止吐，消灭肠道坏菌

姜

| 健胃有效成分 |
| 生姜醇、姜黄素、姜辣素 |

| 食疗功效 |
| 杀菌、止吐、消胀 |

● **别名**：生姜、姜仔、姜母、黄姜、嫩姜、因地辛

● **性味**：性温，味辛

● **营养成分**：
膳食纤维、生姜醇、姜辣素、姜黄素、维生素A、维生素E、铁、钙、磷、钾、镁、锌

○ 适用者：手脚冰冷、胃寒胀气、消化不良者　**✗ 不适用者**：体内偏燥热、易长青春痘者，胃溃疡、痔疮患者

姜为什么能改善胃病？

1 姜含有生姜醇、姜辣素等挥发成分，可温胃、止痛，刺激胃液分泌，促进胃肠蠕动，消化食物，缓解因消化不良产生的胃痛和胀气。

2 干姜磨成粉入菜，能祛散胃中的寒气，刺激血液循环，促进胃肠神经功能，改善反胃、呕吐症状，最大限度地发挥其调养胃肠的功效。

姜主要营养成分

1 姜中的有效成分主要是生姜醇、姜辣素和姜黄素，有止呕发汗的功效。

2 姜还含有微量的维生素A、维生素E和矿物质钾、钙、磷、铁、镁、锌。

姜食疗效果

1 姜有祛风散寒、温热解毒、止吐排汗的效果，经常手脚冰冷、血液循环不良者，可喝生姜黑糖水暖胃。

2 姜具有杀菌、解毒的作用，能消灭肠内有害菌，清除体内代谢产物，所含姜黄素可预防大肠癌，增强肝脏解毒的功效。

3 姜是天然的止呕、止咳食材，有缓解胃肠痉挛的功效。怀孕妇女若有反胃呕吐、食欲不佳的"害喜"症状，不妨多食用含姜食物以缓解不适。

4 姜含有姜辣素，能促进血液循环、消炎、镇痛，对关节疼痛有明显的改善作用。

姜挑选和食用方法

1 嫩姜可用糖、米酒腌制后生食，选购时宜挑尾端带红色、姜身饱满者；老姜可去腥，适合入菜，宜选干燥、硬实无腐烂者，可存放较久。

2 将红糖、姜、红枣加水熬煮后饮用，能止吐止咳，预防感冒，缓解痛经。

姜食用注意事项

1 姜有刺激性，味道辛辣，有胃溃疡、十二指肠出血的患者不宜食用。

2 腐烂发霉的姜不可食用，因其所产生的黄樟素会致癌。

3 体质偏燥热、易长青春痘或痔疮患者不宜常吃姜，食用量也不宜太多。

姜汁猪肉片

促进胃蠕动 + 促进代谢

材料：
猪肉片、洋葱各200克，姜末20克

调味料：
橄榄油1½大匙，糖2小匙，柴鱼酱油、甜酒酿各1大匙

做法：

1. 洋葱洗净，去皮切块备用。
2. 取锅，放入姜末、糖、柴鱼酱油和甜酒酿煮沸，备用。
3. 另取锅放橄榄油，炒香洋葱块，放入猪肉片炒至七分熟时，加入煮好的汤汁，以小火炖煮5分钟即可。

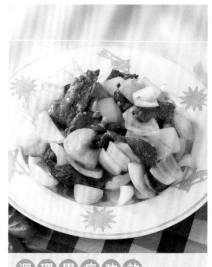

调 理 胃 病 功 效

姜所含的姜辣素可促进胃液分泌，加速新陈代谢，并能松弛消化系统平滑肌，让胃的血液更充足，促进胃蠕动。

姜味糯米粥

缓解胃痛 + 刺激胃液分泌

材料：
糯米140克，枸杞子5克，姜8片，葱白5根，凉开水1200毫升

调味料：
黑糖1/2大匙

做法：

1. 将除凉开水外的材料洗净，葱白切段。
2. 糯米放入锅中，加凉开水煮沸后转小火，煮45分钟至熟。
3. 加入姜片、葱白段和枸杞子，煮5分钟后加黑糖调匀即可。

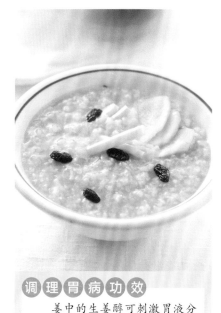

调 理 胃 病 功 效

姜中的生姜醇可刺激胃液分泌，促进胃肠蠕动，以消化食物，可缓解因消化不良引起的胃痛。

姜汁葡萄蜜

促进消化＋修复胃黏膜

材料：
葡萄100克，嫩姜10克，凉开水400毫升，小西红柿1颗

调味料：
蜂蜜1小匙

做法：
1. 将葡萄洗净；嫩姜洗净，切小块。
2. 将葡萄和嫩姜块、蜂蜜、凉开水放入果汁机中打匀，倒入杯中后放上洗净的小西红柿装饰即可。

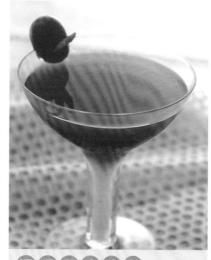

调 理 胃 病 功 效

　　葡萄可生津养胃、促进消化，嫩姜可促进胃部血液循环，蜂蜜具有修复胃黏膜的功效。这道饮品很适合萎缩性胃炎患者饮用。

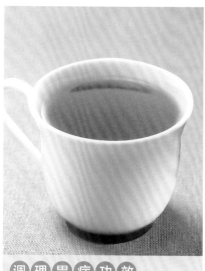

调 理 胃 病 功 效

　　姜能促进血液循环，促进胃酸分泌；红枣有补气血、益脾胃的功效。此茶饮适合胃酸过少、脾胃虚弱的慢性胃病患者调养之用。

红糖姜枣茶

滋补脾胃＋促进血液循环

材料：
姜丝5克，红枣5颗，开水500毫升

调味料：
红糖10克

做法：
　　将姜丝、洗净的红枣放入开水中加盖闷15分钟，加入红糖调味即可。

青蒜

健胃有效成分
蒜氨酸、
辣素

食疗功效
消炎抗菌、
增强抵抗力

- **别名：** 蒜苗

- **性味：** 性温，味辛

- **营养成分：**
  膳食纤维、维生素A、维生素B₂、维生素E、蒜氨酸、辣素、
  类胡萝卜素、异硫氰酸酯、叶酸、泛酸、钙、磷、铁、钾、镁

○ **适用者：** 一般人，消化不良、肝功能不全者　✗ **不适用者：** 伤口发炎、长青春痘、眼睛发炎、胃酸过多者

青蒜为什么能改善胃病？

1 青蒜含有丰富的维生素A、维生素B₂，有保护消化器官黏膜、修补细胞的功能。

2 青蒜特有的香味可舒缓紧张的情绪，降低因压力引起的胃肠痉挛或胃溃疡发病率，还能提振食欲。

3 青蒜含有独特的蒜氨酸，能保护肠道，预防外来病菌的感染；所含辣素可增加胃肠的消化力，加速排空胃中积食，维护胃肠酸碱平衡。

青蒜主要营养成分

1 青蒜特殊的香味来自蒜氨酸、辣素、异硫氰酸酯等成分。

2 青蒜含有丰富的膳食纤维，是等量香菜的2倍；维生素A含量是等量葱的3倍。

3 青蒜还含微量的维生素B₂、维生素E，以及钾、钙、磷、铁、镁等矿物质。

青蒜食疗效果

1 青蒜含有丰富的蒜氨酸，有防止伤口感染、杀菌、消炎、驱虫的功效，对感冒、咳嗽也有消炎、消肿、解毒的作用。

2 青蒜含有维生素A、泛酸、叶酸，可协助脂肪、糖类代谢，有保护肝脏、增加抗体合成的抗癌效果。

3 青蒜中丰富的膳食纤维可提高肠道吸收、分解和代谢废物的效率，还可延缓血糖上升，帮助调节血液中的胆固醇。

青蒜食用和保存方法

1 青蒜烹调时不宜加热太久，以免蒜氨酸被破坏。

2 炒青蒜时，下锅后以大火快速翻炒后即可起锅，这样可以保留青蒜爽脆的口感。

3 尚未烹调的青蒜可用干净纸张包裹，放入冰箱下层冷藏，以减少水分流失。

青蒜食用注意事项

1 眼睛发炎、长青春痘或伤口发炎的人不宜多吃。

2 胃酸过多的人不宜生食青蒜，以免刺激胃黏膜。

青蒜红椒炒牛肉

促进消化＋维持酸碱平衡

材料：
青蒜3根，红甜椒1个，牛肉末200克

调味料：
橄榄油2小匙，盐、米酒各1小匙

做法：

❶ 青蒜洗净，将蒜白和蒜绿分开，切丝；红甜椒洗净，切丝备用。

❷ 热锅放橄榄油，爆香蒜白丝，再放入牛肉末和米酒炒匀。

❸ 放入蒜绿丝、红甜椒丝炒匀，加盐调味即可。

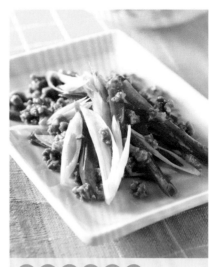

调理胃病功效

青蒜含辣素，可维持胃肠酸碱平衡、促进消化；其独特香味可降低由压力引起的胃肠痉挛或胃溃疡的发病率。

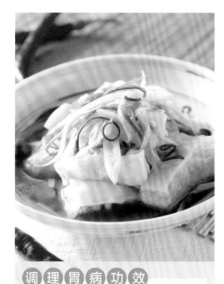

调理胃病功效

青蒜含有维生素A、维生素B$_2$，可保护消化器官、缓解压力、改善食欲不振；维生素C能舒缓紧张的情绪，降低胃溃疡的发病率。

青蒜炒鳝鱼肉

缓解压力＋预防胃溃疡

材料：
鳝鱼肉块300克，青蒜3根，姜10克，大蒜1瓣，红辣椒丝适量

调味料：
橄榄油1大匙，酱油2小匙，盐1/2小匙

做法：

❶ 青蒜洗净，切丝；姜切丝；大蒜去皮，拍碎备用。

❷ 热锅放橄榄油，爆香姜丝和大蒜末，放入鳝鱼肉块煎熟。

❸ 放入青蒜丝、红辣椒丝、其余调味料，快速炒匀即可。

提示 气味芳香，能促进消化、放松神经

罗勒

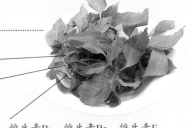

健胃有效成分
钙、铁、
丁香酚

食疗功效
促进消化、
活络胃气

- **别名：** 千层塔、九层塔、
  兰香、西王母菜

- **性味：** 性温，味辛

- **营养成分：**
  蛋白质、膳食纤维、维生素A、维生素B1、维生素B2、维生素E、
  钙、磷、铁、钾、锌、丁香酚

○ **适用者：** 一般人，胃胀腹满、消化功能差者　　✗ **不适用者：** 孕妇

罗勒为什么能改善胃病？

1 罗勒有促进消化、活络胃气的作用，当胃气不通、胃胀腹满、不断打嗝、恶心难受时食用罗勒，其所含丁香酚可刺激消化腺分泌更多消化液以帮助消化、缓解胃肠不适。

2 罗勒所含的维生素B1、丁香酚可维持神经系统的正常运作，有镇定心神、缓解紧张情绪引起的胃肠痉挛、胃痛的功效。

罗勒主要营养成分

1 罗勒是香料蔬菜中膳食纤维含量较丰富的一种，维生素A含量高于香菜。

2 罗勒含微量维生素B1、维生素B2、维生素E、丁香酚，以及钙、铁、磷等矿物质，铁的含量尤其丰富。

罗勒食疗效果

1 罗勒有特殊的香气，是常用的食用香料，有刺激味蕾、提振食欲的功效。

2 罗勒有活血、祛风、散瘀、解毒、消水肿的功效。

3 罗勒的根和茎含有丰富的钙、铁，对于发育中的青少年，贫血和筋骨受伤、瘀血不散、月经不顺的人，有通气、活血、补血的作用，但一次不宜吃太多，以免消耗元气。

罗勒挑选、保存和食用方法

1 选购罗勒时，宜选叶片完整青绿、气味清香者，会比较新鲜。

2 罗勒碰到水容易变黑、腐烂，因此放进冰箱保存时，可在塑胶袋上开一小口，使水分散发出去。

3 罗勒可入菜烹调或当香料调味，但不宜烹调太久，以免失去香味，起锅前加入即可。

罗勒食用注意事项

罗勒属于感光性食物，不宜食用太多，否则容易促使体内生成黑色素，导致皮肤日晒后产生黑斑。

罗勒炒木须豆腐

促进细胞生长＋促进消化

材料：
板豆腐200克，蛋汁100克，胡萝卜片50克，黑木耳丝、罗勒叶各30克，葱1根，欧芹适量

调味料：
橄榄油、蚝油各1大匙

做法：

1. 罗勒叶洗净切碎；葱洗净切丝；板豆腐切块，放入热油锅煎至外表微黄后取出；用同一锅，倒入蛋汁煎熟。

2. 锅留底油，爆香葱丝，放入胡萝卜片、黑木耳丝拌炒，加入煎好的板豆腐块、煎蛋、蚝油、罗勒碎炒匀，盛盘后放上洗净的欧芹装饰即可。

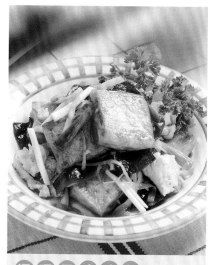

调理胃病功效

罗勒含有维生素A、维生素C，能促进体内免疫细胞的生长；其香味则可促进消化，缓解胃肠胀满及紧张性胃肠痉挛。

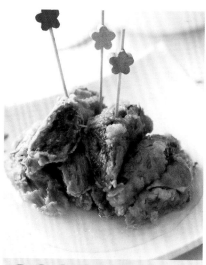

调理胃病功效

罗勒所含的丁香酚具有维持神经系统正常运作、镇定心神、缓解因紧张情绪引起的胃痛的功效，还有促进消化的作用。

罗勒牛肉卷

镇定心神＋促进消化

材料：
罗勒150克，牛肉75克，凉开水10毫升

调味料：
橄榄油、香油各2小匙，酱油1小匙

做法：

1. 罗勒洗净切碎，放入油锅中略炒后盛起。

2. 牛肉切薄片，用酱油和凉开水腌15分钟，再放入沸水中烫熟。

3. 将牛肉片摊平，包入罗勒碎卷紧，最后淋上香油，摆盘时可放上装饰物。

大蒜

健胃有效成分
蒜氨酸、维生素B1、维生素B2

食疗功效
抗菌杀菌、预防胃癌

- **别名：** 蒜头、胡蒜、蒜球、蒜仁

- **性味：** 性温，味辛

- **营养成分：**
  蛋白质、膳食纤维、维生素A、维生素B1、维生素B2、钼、铁、钙、磷、钾、钠、锌、硒、蒜氨酸、辣素

○ 适用者： 食欲不振、抵抗力差者　　**✗ 不适用者：** 眼疾、胃肠溃疡出血者，肝病患者

大蒜为什么能改善胃病？

1 大蒜含有蒜氨酸，蒜氨酸在酶的作用下会变成大蒜素，吃起来有股强烈的呛辣味，具有杀菌、去腥、预防食物中毒的作用，可消灭大肠杆菌、结核杆菌、葡萄球菌、霍乱弧菌等。

2 大蒜中的蒜氨酸和维生素B1结合，能加强维生素B1的作用，可提振食欲、缓解压力、预防压力引起的消化道疾病。

3 大蒜能刺激胃液分泌，有增进食欲、加速胃肠消化的功效。

4 大蒜所含的硒、钼和硫化物能将胃中的致癌成分和重金属排出体外，有效降低胃癌、结肠癌、食管癌的发病率，提高人体免疫力。

大蒜主要营养成分

1 大蒜主要含有蒜氨酸、辣素、硒、钼，是天然的杀菌、抗癌食材。

2 大蒜含有维生素A、维生素B1、维生素B2，可缓解疲劳、增强抵抗力；还含有钙、磷、铁、钾、锌、钠等矿物质。

大蒜食疗效果

1 大蒜是食物也是药物，华佗曾用大蒜调酒，以驱逐体内的寄生虫。中医认为，大蒜能提升精力、补脑，还有解毒、杀菌的功效。

2 研究发现，大蒜所含的蒜氨酸具有一定的抗癌活性；从大蒜中提取的大蒜油则能抗菌、驱虫、提高免疫力。

3 大蒜能清除血液中脂肪，降低胆固醇含量，并协助肝脏清除体内代谢产物。

大蒜食用方法

1 大蒜可生食也可入菜，但烹调的时间不宜过久，以免破坏蒜氨酸。

2 大蒜不需特别清洗，烹调前只需将外膜剥去即可。

大蒜食用注意事项

眼疾、胃肠溃疡出血者，肝病患者不宜食用。

香蒜花椰虾沙拉

增进食欲＋抑制幽门螺杆菌

材料：
大蒜2瓣，西蓝花150克，虾仁100克，白芝麻
1小匙

腌料：
盐1/4小匙，糖、淀粉各1/2小匙

调味料：
橄榄油1/2大匙，和风沙拉酱2大匙，盐、糖各
适量

做法：

❶ 大蒜去皮切片；西蓝花洗净切小朵，烫熟。

❷ 虾仁去肠泥，加腌料拌匀，放入油锅炒1分
钟即捞出。

❸ 加大蒜片煎至香酥后盛起，再加虾仁、西蓝
花、和风沙拉酱、盐、糖拌匀后，撒上白芝
麻即可。

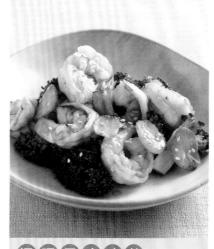

调理胃病功效

　　大蒜能刺激胃液分泌，增进
食欲，促进胃肠消化；西蓝花中独
特的萝卜硫素可杀死导致胃肠疾病
的幽门螺杆菌。

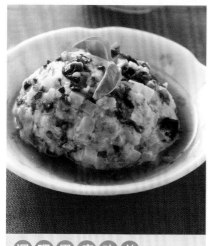

调理胃病功效

　　研究指出，长期食用大蒜者，
患胃癌的概率大幅低于未食用者。
大蒜可刺激胃黏膜细胞、促进胃酸
分泌、促进消化。

蒜香蒸肉

预防胃癌＋促进胃酸分泌

材料：
大蒜4瓣，猪肉末100克，荸荠5个，黑木耳
（泡发）、罗勒叶各适量，凉开水160毫升

调味料：
酱油1大匙，盐1小匙

做法：

❶ 大蒜去皮，剁成细末；荸荠去皮，切丁；黑木
耳切末。

❷ 将猪肉末、大蒜末、荸荠丁、黑木耳末、酱
油、盐放入碗中，顺同一方向搅拌，边搅拌
边慢慢加入凉开水，直到肉酱呈黏稠状。

❸ 将碗放入蒸锅内，蒸至开关跳起，再焖3分
钟，放上洗净的罗勒叶装饰即可。

蒜片火腿炒饭

强化胃肠＋消除疲劳

材料：
火腿20克，米饭1碗，大蒜1瓣，葱1/4根，洋葱、毛豆仁、玉米粒各30克

调味料：
橄榄油1大匙，盐1/2小匙

做法：
1. 大蒜去皮，切片；火腿切丁；葱、洋葱洗净，切末；毛豆仁、玉米粒洗净备用。
2. 橄榄油入锅烧热，爆香大蒜片，加火腿丁、洋葱末、毛豆仁、玉米粒炒熟，再加米饭、盐炒匀。
3. 盛盘后加葱末点缀即可。

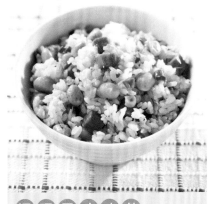

调理胃病功效

　　大蒜中的蒜氨酸能强化胃肠的消化作用，并促进血液循环，提高身体代谢和吸收的能力，可有效缓解疲劳，增强体质。

蒜香海参粥

预防胃癌＋保护胃黏膜

材料：
荞麦、丝瓜片各50克，胚芽米、大蒜末各30克，胡萝卜片40克，姜丝20克，海参片150克，凉开水800毫升

调味料：
低钠盐、米酒各1/2小匙

做法：
1. 将胚芽米洗净，在清水中提前浸泡一晚。
2. 汤锅加凉开水煮沸，加入胚芽米、荞麦、大蒜末、丝瓜片熬煮至烂熟。
3. 加入海参片、胡萝卜片、姜丝和所有调味料煮熟即可。

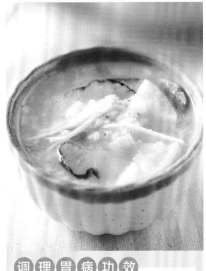

调理胃病功效

　　大蒜所含的硒、钼、蒜氨酸，能将胃中的致癌成分和重金属排出体外，预防胃癌；海参多糖能保护胃黏膜，避免胃溃疡的发病率。

提示 提振食欲，促进消化

香菜

健胃有效成分
甘露醇、类黄酮、
维生素A、维生素B₂

食疗功效
恢复体力、
促进血液循环

- **别名：** 胡菜、芫荽、香荽、
  胡荽
- **性味：** 性温，味辛
- **营养成分：**
  蛋白质、糖类、膳食纤维、维生素A、维生素B₂、维生素C、烟
  酸、钾、钙、铁、磷、叶酸、甘露醇、类黄酮、芳樟醇

○ **适用者：** 一般人，胃口不好、消化不良者　✗ **不适用者：** 黏膜发炎、身体有疮脓者，皮肤
病患者

🍎 香菜为什么能改善胃病？

1 香菜的根茎和绿叶含有芳樟醇、甘露
醇，香辛的味道能去除食物的腥味、提
振食欲、暖胃醒脾、增加唾液分泌，对
胃寒引起的胃痛、胃肠痉挛或消化不良
的腹胀感，有一定的缓解作用。

2 香菜含有维生素A，能有效维护肠道、
胃黏膜的健康。

3 香菜所含的维生素B₂有助于缓解疲
劳，加上类黄酮的抗氧化作用，可增加
胃肠对外来病菌的抵抗力。

☀ 香菜主要营养成分

1 香菜含有维生素A、维生素C及具香气
的芳樟醇、甘露醇。

2 香菜含有类黄酮和钾、钙、磷等矿
物质。

🍎 香菜食疗效果

1 香菜中的维生素B₂有助于维持人体神经
系统的平衡，可提振精神、恢复体力。

2 香菜所含的钙、铁有补血的功效；泛酸、
类黄酮等成分可以促进雌激素的分泌和
合成，改善更年期妇女的卵巢功能。

3 香菜除了用于烹饪，也是民间传统的食
疗药材之一，能祛风、解毒，促进体内
血液循环，预防感冒，治疗失眠。

4 香菜和小茴香一同煮汤饮用，有利尿、
消肿的作用。

☀ 香菜食用方法

1 香菜有去腥、提味的作用，切除香菜根
须和黄叶部位，彻底清洗后，全株都可
食用。

2 香菜切成细末，可点缀在凉拌食物中以
提味，也可撒在汤中增添香味。

3 香菜一般用来搭配其他食物或蔬果汁，
且通常生食，要特别注意是否清洗干
净，以免吃到寄生虫。

🧑‍⚕️ 香菜食用注意事项

　　香菜属发物，皮肤病患者或身体有
疮脓者、黏膜发炎者应忌食香菜。

葱

健胃有效成分
蒜氨酸、
槲皮素

食疗功效
增强抵抗力、
杀菌防癌

- **别名：** 青葱、香葱、
  菜伯、和事草

- **性味：** 性温，味辛

- **营养成分：**
  膳食纤维、维生素A、维生素B$_1$、维生素B$_2$、维生素E、泛酸、
  蒜氨酸、槲皮素、辣素、钙、铁、磷、钾、镁、硒

○ **适用者：** 一般人、脑力工作者　✗ **不适用者：** 视力不好者，胃出血、胃肠炎、胃溃疡患者

葱为什么能改善胃病？

1 葱既是香料，也是祛病保健的优良食材，整根植株都可食用，其所含的蒜氨酸、辣素、槲皮素和硒元素，都有很强的杀菌力，并具有抑制癌细胞活性的作用，能增强胃肠抵抗力，对胃癌、结肠癌、大肠癌、食管癌等多种癌症都有良好的预防效果。

2 葱的味道辛辣，能入肺、胃经，食用后有发汗祛寒、使呼吸畅通的功效，还有调和脾胃、杀菌、利尿的作用。

葱主要营养成分

1 葱所含的蒜氨酸、辣素、槲皮素可刺激食欲、杀菌解毒。

2 葱含有维生素A、维生素B$_1$、维生素B$_2$、维生素E、泛酸及钙、铁、磷、钾、硒。

葱食疗效果

1 葱有解热，改善感冒引起的头痛、咳嗽、咽喉不适的疗效。喝葱姜茶，可改善头痛；葱白加红糖水，可预防伤风感冒、呼吸道传染疾病。

2 葱在剁碎时，会释放一种有机硫化物，其香味可刺激体内消化液分泌，以提振食欲，帮助胃肠消化。

3 葱所含的水溶性膳食纤维可促进肠道蠕动。

4 葱白黏液含前列腺素A，有调节血压的作用；含有泛酸、锌、镁等，可维持生殖功能正常，具有壮阳、补阴的效用。

葱食用和保存方法

1 青葱生食的营养价值比较高，若和其他食材一起烹调，不宜久煮，以免失去香味和效用。

2 吃不完的葱可切丁，装进保鲜盒放入冰箱储存，或者用白纸卷起冷藏，可避免水分流失。

葱食用注意事项

1 葱属香辛料，有刺激性，胃溃疡、胃出血患者或空腹时不宜食用。

2 葱白所含的刺激性成分比葱叶低，胃肠炎患者若要吃葱，食用葱白较好。

青葱鸡肉沙拉

增强抵抗力 + 提振食欲

材料：
葱1根，鸡胸肉300克，南瓜、洋葱各100克，生菜4片，小西红柿8颗，沸水适量

调味料：
橄榄油、酱油各2大匙，醋、米酒各1大匙

做法：

❶ 南瓜洗净，连皮切片；洋葱剥皮，切细丝；小西红柿洗净，对切；生菜洗净，切小块；葱洗净，切葱花。生菜和小西红柿码入盘中。

❷ 鸡胸肉入沸水烫熟，捞出待凉后撕成丝；留100毫升烫鸡肉的汤汁备用。

❸ 橄榄油入锅烧热，放入南瓜片、洋葱丝炒熟后熄火，加入其余调味料、步骤❷的材料、葱花拌匀，起锅待凉，倒入摆好菜的盘中即可。

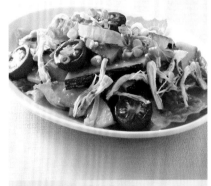

调理胃病功效

葱所含的蒜氨酸具有很强的杀菌作用，能增强胃肠的抵抗力；鸡肉对胃下垂、胃酸分泌较少者，有开胃、提振食欲的作用。

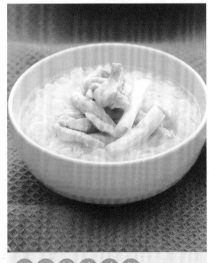

调理胃病功效

此道粥品富含维生素B$_1$、维生素C，有安定神经、增强抵抗力的功效。葱所含的蒜氨酸还能加倍提升维生素B$_1$的功效，具有滋补养生的功效。

葱白瘦肉粥

安定神经 + 滋补养生

材料：
葱白3根，大米1杯，猪瘦肉片80克，凉开水600毫升

调味料：
盐1小匙

做法：

❶ 汤锅放入洗好的大米和凉开水，煮沸后转小火熬煮。

❷ 葱白洗净，切段；猪瘦肉片洗净，切成条备用。

❸ 待米软烂后，放入猪瘦肉条，待猪瘦肉条熟后加盐调味，起锅前撒上葱白段略为焖煮即可。

香葱炒蛋

调和脾胃 + 促进消化

材料：
洋葱、紫洋葱各30克，葱1根，鸡蛋2个

调味料：
橄榄油1大匙，盐1/2小匙，米酒1小匙，黑胡椒粉适量

做法：
1. 葱洗净，切葱花；洋葱、紫洋葱去皮，切小片；鸡蛋打成蛋汁。
2. 橄榄油入锅烧热，放入葱花爆香，加入蛋汁炒熟，盛盘备用。
3. 放入洋葱片、紫洋葱片、盐、米酒，炒至洋葱熟透后，加入鸡蛋炒匀，最后撒上黑胡椒粉即可。

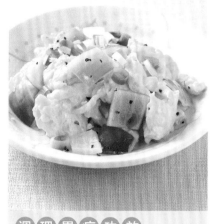

调理胃病功效

　　葱能调和脾胃，可杀菌、促进胃肠消化；鸡蛋营养均衡，不含膳食纤维，对胃病患者而言，是不伤胃又易消化的食材。

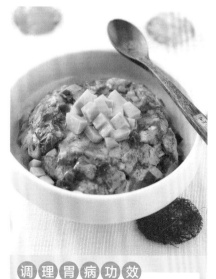

调理胃病功效

　　葱剁碎时会释放有机硫化物，可刺激胃液分泌，促进消化；所含水溶性纤维有助于肠道蠕动；红曲能活血、健脾暖胃。

红曲葱烧肉

健脾暖胃 + 促进消化

材料：
猪肉丁、红薯丁各100克，葱花50克，姜末5克

调味料：
无盐红曲酱1大匙，糖1/4小匙

做法：
1. 将葱花、姜末、无盐红曲酱、糖和猪肉丁拌匀，腌渍5分钟。
2. 将腌制好的猪肉丁装入扣碗内，再铺上红薯丁，放入蒸锅，以大火蒸熟即可。

提示 杀菌、止吐，祛除胃肠寒气

花椒

健胃有效成分
维生素A、B族维生素、辣素

食疗功效
开胃杀菌、调节血压

- **别名：** 川椒、巴椒、蜀椒、汉椒、山椒
- **性味：** 性热，味辛
- **营养成分：**
  膳食纤维、维生素A、B族维生素、维生素C、维生素E、柠檬烯、辣素、钠、钾、钙、铁、磷、镁

○ **适用者：** 一般人、胃肠虚寒而胃痛者　　✗ **不适用者：** 孕妇、火气旺盛者

🍎 花椒为什么能改善胃病？

1 花椒属于热性的香辛食材，其香味有开胃、提振食欲的作用。

2 花椒所含的辣素可帮助消化，促进肠道蠕动，并有止泻、止呕的作用；但不宜多食或长期食用，以免肠道水分代谢过多，导致燥热而便秘。

3 花椒也是杀菌、祛寒、止痛的常用药材，因为花椒性热味辛，可活络气血，食用后可加速血液循环、发汗，驱散体内寒气。

4 脾胃虚弱、虚寒体质的人，若因胃寒而疼痛，可以花椒入菜暖胃，改善手脚冰冷的症状。

花椒主要营养成分

1 花椒为钙、钾含量高的香料，所含的维生素A、B族维生素、维生素C、维生素E等营养成分也很丰富。

2 花椒具有钠、钾、钙、铁、磷、镁等多种矿物质和抗氧化的辣素、开胃的柠檬烯成分。

🍎 花椒食疗效果

1 花椒的辣素可驱除体内的寄生虫，有杀菌止痒的功效。

2 现代研究指出，花椒能扩张血管，进而调节血压。血压过高者，可以适量食用。

3 花椒有活化气血、止痛、改善腰腿酸软的功效，虚寒体质的人或月经期因子宫血瘀而腹痛不已的女性，可多用花椒烹调食物，改善体质。

☀ 花椒挑选和食用方法

1 花椒宜选购颗粒大、色泽深红、泛有油光者，香味较浓郁。若用来熬汤、炖卤食物，可选市售花椒八角卤包，以免花椒粘附在食材上，影响口感。

2 花椒最常用来炖、卤食物，也是麻辣火锅中不可或缺的汤底食材，可去除肉类的腥味，提升食材鲜美的滋味。

☎ 花椒食用注意事项

火气旺盛者和孕妇不宜多吃花椒。

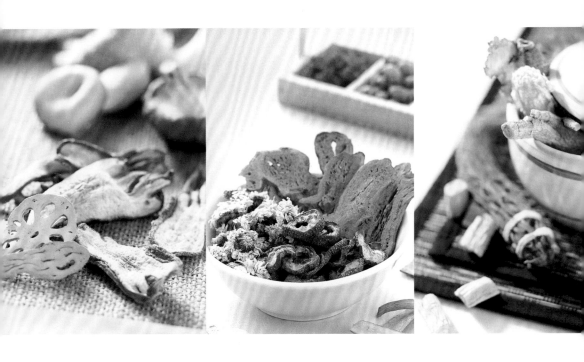

养生中药材

　　脾胃是人体健康的根本，依个人体质、季节和药性，适量选择健脾、和胃的中药保养胃肠，不仅可以有效治疗胃病，还能强身健体。

　　人参、党参、沙参、西洋参皆具有补气养胃的作用，能有效改善因脾胃虚弱引起的疲劳困倦、食欲不振；陈皮可理气、消积食、解油腻；白术是健胃补脾的常用药材；佛手柑有开胃、提振精神的功效。

　　即使是药膳食补，也须事先询问专业医师，确认体质，才不会徒增胃肠的负担，又达不到食疗保健效果。

提示 提振食欲，调整脾胃功能

党参

健胃有效成分
皂苷、生物碱、多糖

食疗功效
预防贫血、增强抵抗力

- **别名**：黄参、辽参、狮头参、上党人参
- **性味**：性平，味甘
- **营养成分**：
  皂苷、生物碱、葡萄糖苷、挥发油、多糖、醇类物质

○ **适用者**：一般人，病后体虚、气短肺虚者　✗ **不适用者**：燥热体质、发炎、正在出血者

🍎 党参为什么能改善胃病？

1 对胃溃疡患者来说，党参有调理脾脏功能、增强体质、维持好气色的功效。

2 党参含有菊糖，有调节胃肠道菌群的保健功效。

3 党参含有多糖和挥发油，能够促进胃气的通畅。

⚙ 党参主要营养成分

1 党参含有大量皂苷，可抑制自由基的形成。

2 党参还含有菊糖、微量矿物质。

3 党参根所含的醇类物质可帮助脾脏功能正常运作，增加红细胞的数量，促进血液凝固，并可加强白细胞的吞噬能力。

🐷 党参食疗效果

1 党参含有多糖，能维持蛋白质、脂肪正常代谢，修补细胞组织，对胃部手术后的患者和胃溃疡患者有帮助。

2 党参为补气健脾的中药，没有人参的药味，但有辅助体内气血运行顺畅的功效，也比人参便宜很多。

3 胃下垂、肠道蠕动功能减弱的便秘患者，适合用党参作为补身的材料。土鸡或乌骨鸡汤中加入党参、红枣等中药材，可改善气虚心悸、大便溏软、疲倦无力的症状，也有预防贫血、增强抵抗力的效用。

☀ 党参挑选和食用方法

1 选购党参时，宜挑选质地柔韧而坚实、没有虫蛀、带点微香者。

2 煎煮党参时忌用铁器，平时可将党参和白术、炙甘草、茯苓炖煮成茶饮用，或者和红枣、陈皮同煮成养生茶，有提振食欲、补血、改善消化不良的功效。

✚ 党参食用注意事项

1 不可和药性完全相反的中药藜芦同服。

2 燥热体质、发炎、出血中的人暂时不宜食用党参。

党参鸡肉冬瓜汤

补气健脾 + 改善胃下垂

材料：

鸡肉、冬瓜各200克，党参300克，凉开水500毫升

调味料：

盐、料酒各适量

做法：

❶ 将鸡肉洗净，切块；冬瓜洗净，去皮去瓤，切片。

❷ 鸡肉块和党参放入砂锅，加入凉开水以小火炖至鸡肉八分熟，再放入冬瓜片，加盐、料酒调味，煮至冬瓜熟透即可。

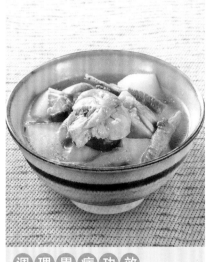

调理胃病功效

党参为补气健脾的中药，有辅助体内气血运行顺畅的功效，对胃下垂、肠道蠕动功能减弱的便秘患者，是滋补身体的上佳药材。

党参当归鲑鱼汤

预防胃溃疡 + 通畅气血

材料：

鲑鱼300克，党参15克，当归10克，葱末少许，凉开水2000毫升

调味料：

盐1/4小匙

做法：

❶ 除凉开水外的材料洗净沥干，鲑鱼切块。

❷ 汤锅加凉开水，放入党参和当归煮沸。

❸ 加入鲑鱼块、葱末煮沸后，转小火煮2小时，加盐调味即可。

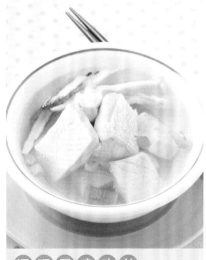

调理胃病功效

党参含有醇类物质，能调节胃溃疡患者的脾脏功能，维持好气色；当归可活血补血；鲑鱼能降低消化器官发炎、胃溃疡的发病率。

归芪参术饮

健脾和胃 + 清除自由基

材料：

党参15克，黄芪12克，白术9克，当归、枸杞子各6克，甘草3克，凉开水750毫升

做法：

❶ 所有药材分别用水洗净，再放入纱布袋中。

❷ 纱布袋放入锅中，加凉开水以大火煮沸，再转小火煮约20分钟。

❸ 取出纱布袋，药汤倒入杯中即可。

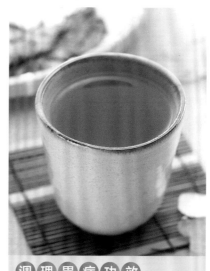

调理胃病功效

党参含有多糖和挥发油，可通畅胃气；所含皂苷能抑制自由基的形成；所含黄芪、白术可健脾和胃。此茶饮适合胃下垂患者饮用。

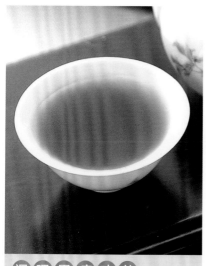

双参蜜饮

养胃补脾 + 抑制幽门螺杆菌

材料：

党参、苦参各10克，沸水500毫升

调味料：

蜂蜜1小匙

做法：

❶ 将党参、苦参放入沸水中，加盖闷15分钟。

❷ 待降温后，加入蜂蜜调味即可。

调理胃病功效

党参能养胃补脾。中医治疗幽门螺杆菌感染时，常使用苦参。此道茶饮适合脾胃虚弱的幽门螺杆菌感染者长期饮用。

提示 开胃化痰，促进消化，增强免疫力

人参

健胃有效成分
人参皂苷、
人参多糖

食疗功效
抑制癌细胞、
调理体质

- **别名：**红参、朝鲜参、黄参、
  土精、地精、野山参

- **性味：**性温，味甘、苦

- **营养成分：**
  氨基酸、B族维生素、维生素C、
  人参皂苷、人参多糖、人参二醇、人参三醇、人参烯、铜

○ 适用者：一般人，压力大、体虚者　　**✗ 不适用者：**燥热体质、感冒、发炎者

人参为什么能改善胃病？

1　人参被称为"补气之王"，是大补元气的中药，用途非常广泛，适合大病初愈后的胃病患者食用。

2　人参能补充体力，改善消化、吸收功能；也常用来改善饥饿但食不下咽、恶心呕吐、积食难消、腹胀等症状。

3　人参含有人参皂苷，有改善疲劳、预防胃溃疡、保护胃肠黏膜的功效，也能提高免疫力。

4　人参含有多种氨基酸、维生素C，能促进胃溃疡的愈合。

5　人参中的酪氨酸和B族维生素有健全人体神经传导功能正常运作的功效，胃溃疡患者可适量食用。

人参主要营养成分

1　人参的主要营养成分为皂苷、多糖，它们使人参具有抗癌、提高免疫力的功效。

2　人参含有多种B族维生素、维生素C，有健胃整肠、调理体质的功效。

人参食疗效果

1　人参中的人参多糖可活化体内的免疫细胞，抑制癌细胞生长。

2　人参含有多种皂苷、多糖、氨基酸和维生素，对维持神经系统、循环系统、代谢功能等的正常有良好功效。

3　《名医别录》记载，人参能治胃肠虚冷、中脘胀痛，可以调中（脾胃），通血脉，破除胃、肝脏中的积瘀硬块，增强记忆力。

人参挑选和食用方法

1　挑选人参时，以枝条粗壮、外形呈纺锤状、颜色黄橙、湿润者为上品。

2　人参切片或磨成粉末，可冲热水饮用，消食开胃；和黄芪、麦门冬、甘草一起食用，可补元气、安定心神。

人参食用注意事项

　　人参不宜和茶叶、萝卜一同服用；也不能跟药性相反的中药藜芦同用，以免产生不良反应。

佛跳墙

保护胃黏膜＋养胃生津

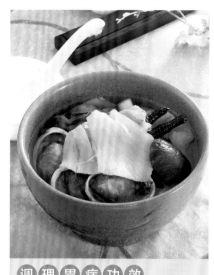

材料：

排骨300克，大白菜200克，海参100克，鲍鱼60克，火腿35克，干栗子20克，人参1/2根，干鱼翅、笋丝、鸽子蛋各50克，凉开水2000毫升

调味料：

料酒2大匙，盐1/4小匙

做法：

❶ 将除凉开水、火腿外的材料洗净，海参、大白菜、火腿切小块，排骨切块。

❷ 凉开水入锅煮沸，放入排骨块，煮10分钟后捞出去骨。

❸ 全部材料入锅，加调味料隔水蒸炖2小时即可。

调理胃病功效

大白菜性微寒，味甘，能养胃生津；鱼翅和海参中的胶原蛋白可保护胃黏膜，预防胃溃疡。但此汤较油腻，适量食用即可。

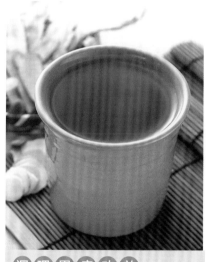

调理胃病功效

人参含有人参皂苷，有改善疲劳、预防胃溃疡和保护胃肠黏膜的功能，也能提高免疫力；杏仁则可调理肺气、滋阴养胃。

杏仁参茶

预防胃溃疡＋提高免疫力

材料：

何首乌、当归、人参各11克，杏仁15克，沸水450毫升

做法：

❶ 将所有药材用水洗净，沥干。

❷ 所有药材用沸水冲泡，10～20分钟后即可饮用。

注：也可将药材放入电饭锅中，加入300毫升水，煮至开关跳起，将汤药倒出后过滤饮用。

西洋参

健胃有效成分
人参皂苷、
生物酶

食疗功效
促进新陈代谢、
改善失眠

- **别名：** 花旗参、粉光参、洋参、
  正光结参

- **性味：** 性凉，味苦、甘

- **营养成分：**
  多种氨基酸、人参皂苷、人参二醇、生物碱、类黄酮、固醇、生物
  酶、矿物质

○ **适用者：** 一般人、口干舌燥又体虚乏力者　　✗ **不适用者：** 孕妇、糖尿病患者、发热者

🍎 西洋参为什么能改善胃病？

1 西洋参为养阴、生津的药材，胃喜欢凉、润的食物，以及通、降的蠕动环境，出现胃火旺盛产生的胃胀、吐酸、打嗝、口渴等现象，可服用西洋参，其有调降胃火、通畅体内代谢、促进胃肠消化功能的作用。

2 西洋参含有人参皂苷，能抑制胃黏膜发炎、预防胃溃疡、促进细胞再生，可调养萎缩性胃炎，通润胃肠。

3 西洋参所含的生物酶能够促进食物充分消化。

😊 西洋参主要营养成分

1 西洋参的主要成分为人参皂苷，具有镇静大脑、兴奋神经中枢的作用。

2 西洋参还含有天门冬氨酸、苏氨酸、缬氨酸、甘氨酸等多种氨基酸。

3 西洋参所含的人参二醇含量是等量人参的2倍，其他成分还有生物酶、类黄酮和微量矿物质。

🥄 西洋参食疗效果

1 西洋参在补元气方面的功效不如人参，但其性凉，味苦、甘，属养阴类的凉性补药，反而具有清除肺、胃火气的功效，能清除体内燥热，安定心神，缓解压力，改善失眠的状况。

2 西洋参含有类黄酮，有抑制癌细胞生长的功效。

☀ 西洋参挑选和食用方法

1 选购西洋参时，宜选外皮色白，质轻，清香，切面有菊花瓣似的内纹，入口初嚼微苦，但随着唾液的混合有清爽不退的甘味者。

2 夏天可直接冲服，解暑热；或者切片直接含在口中嚼食，可改善声音嘶哑、宿醉症状，降心火；加蜂蜜、红枣、桂圆煮成茶饮，有安神、养脾胃的功效。

3 不可用铁锅煎煮西洋参，会破坏药性。

🩺 西洋参食用注意事项

孕妇和发热者、糖尿病患者不宜服用。

山药养胃参粥

健脾养胃＋修复胃黏膜

材料：

西洋参10克，山药40克，大米100克，凉开水600毫升

做法：

❶ 西洋参洗净，切片；大米洗净；山药洗净，去皮切丁备用。

❷ 取锅加凉开水煮沸，放入其余所有材料，以小火炖煮至熟软即可。

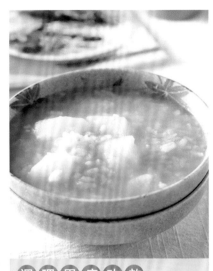

调 理 胃 病 功 效

西洋参具有保护、修复胃黏膜的功效，山药则能健脾养胃。此粥品适合手术后身体虚弱的患者作为长期调养的食疗药膳食用。

蔗香参茶

促进消化＋预防胃溃疡

材料：

西洋参11克，甘蔗汁120毫升，沸水500毫升

做法：

❶ 西洋参用清水略冲。

❷ 将甘蔗汁倒入杯中，放入西洋参，再以沸水冲泡。

❸ 闷约10分钟即可。

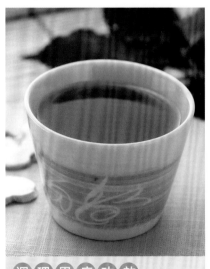

调 理 胃 病 功 效

研究指出，西洋参含有皂苷，其具有预防胃溃疡、缓解萎缩性胃炎的功效；所含的生物酶则可促进食物充分消化。

沙参

健胃有效成分
人参皂苷、
香豆素

食疗功效
解毒防癌、
养阴润肺

- **别名：** 苦心、志取、银条参、
  莱阳参
- **性味：** 性温，味甘、苦
- **营养成分：**
  人参皂苷、蛋白质、淀粉、生物碱、香豆素、挥发油

○ **适用者：** 一般人　✗ **不适用者：** 风寒咳嗽、肺胃虚寒者

沙参为什么能改善胃病？

1 沙参含有人参皂苷，能够缓解精神压力，提高工作效率，也具有促进代谢、帮助脾胃消化、防治胃溃疡的功效。

2 沙参含有龙胆二糖苷、欧前胡素等多种香豆素，可抑制体内过氧化脂质的形成，提高细胞、肝脏的解毒能力，降低罹患胃肠癌症的概率。

沙参主要营养成分

沙参中主要有效成分为人参皂苷，龙胆二糖苷、欧前胡素等多种香豆素，有助于分解体内毒素，减少癌症的发生。

沙参食疗效果

1 沙参的花、叶、根都能入药，为调理脾胃的滋阴之药，其花朵可益肺气，叶能补虚寒、止惊烦。

2 一般入药的为沙参的根茎，能养阴润肺、补益脾胃，也可改善津液不足、缓解因皮肤干燥引起的瘙痒不适症状。

沙参挑选和食用方法

1 购买沙参时，宜选择质地坚韧、根条细长、味甘香、无外皮者，且必须通风保存以免虫蛀。

2 饭后容易胀气、打嗝、胃酸反流、腹胀、消化不良的人，可以取沙参15克，加凉开水3碗煎成1碗，适量服用，有助于调理胃气。

3 将沙参、党参、玉竹、天花粉、石斛各适量，加水3碗煎成1碗服用，可缓解慢性胃炎和因胃黏膜萎缩引起的不适症状。

沙参食用注意事项

1 不宜和藜芦或防己两药材同服，易产生不良反应。

2 沙参有南、北两种，均可清养肺胃，用量为10～15克，但风寒咳嗽、肺胃虚寒者忌服。

沙参粥

缓解精神压力＋预防胃溃疡

材料：
沙参15克，大米50克，凉开水350毫升

调味料：
冰糖10克

做法：
❶ 将沙参洗净，加100毫升凉开水熬煮，煮沸约3分钟。
❷ 加入250毫升凉开水，再放入大米熬煮成粥。
❸ 放入冰糖，煮至冰糖溶化即可。

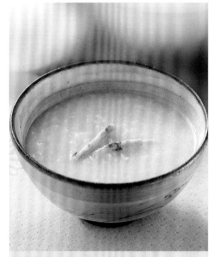

调理胃病功效

　　沙参含有人参皂苷，能缓解精神压力，促进代谢，促进脾胃消化，防治胃溃疡；大米熬成粥，质地细软，适合胃病患者食用。

北沙参乌梅汁

放松神经＋帮助消化

材料：
北沙参、乌梅各10克，沸水500毫升

做法：
　　将北沙参、乌梅放入沸水中，加盖闷20分钟即可。

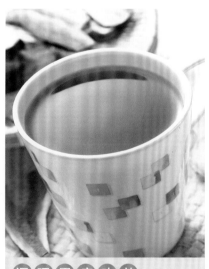

调理胃病功效

　　北沙参能放松神经，乌梅则具有促进胃酸分泌、帮助消化的功效。此道茶饮适合慢性萎缩性胃炎患者饮用。

佛手柑

健胃有效成分
橙皮苷、
挥发油

食疗功效
健脾和胃、
理气消胀

- **别名：** 佛手、五指橘、九爪木

- **性味：** 性温，味酸、苦

- **营养成分：**
橙皮苷、挥发油、维生素C、多种矿物质

○ **适用者：** 一般人、慢性胃炎患者　✗ **不适用者：** 皮肤易过敏者

佛手柑为什么能改善胃病？

1 佛手柑入脾、胃、肝经，香味令人心情愉悦，有开胃、消胀气、促进胃酸分泌、促进胃肠蠕动的作用，食欲不振的胃病患者可适量食用。

2 佛手柑含有多种微量矿物质、挥发油，能放松紧绷的心情和肌肉，缓解因压力引起的各种胃肠不适、肠易激综合征等症状。

佛手柑主要营养成分

1 佛手柑为芸香科植物，香味像柑橘，是味道强烈的一种芳香果实，主要成分为橙皮苷、挥发油。

2 新鲜的佛手柑富含维生素C，有促进伤口愈合的作用。

佛手柑食疗效果

1 佛手柑是植物佛手的果实，因长得像紧握的五指而得名，果皮含有芳香油，散发温馨的清香，可安定情绪、抚慰心情，有镇静安神的功效。繁忙的上班族可适量食用佛手柑，以舒缓紧张的情绪。

2 佛手柑杀菌除虫效果显著，能驱除人体内的寄生虫，也是尿道抗菌剂，对于治疗尿道感染和尿道炎症相当有效，并可改善膀胱炎症状。

佛手柑食用方法

1 可将中药佛手柑和新鲜水果、蔬菜一起榨汁饮用，也可将蔓越莓、苹果丁与佛手柑一同煮茶饮用，能够改善焦虑、沮丧的情绪。

2 胃肠消化功能弱、容易胀气的人可将新鲜的佛手柑切细丝，和大米一起煮成粥食用；也可将新鲜的佛手柑洗净后切小丁泡白酒，密封1周，每天饭后饮用10毫升，能调理胃气。

3 胃肠不适或经常吐酸水、打嗝、易胃胀气的人，可取佛手柑精油3滴，加薄荷、甜杏仁、肉桂精油调匀，平躺后以此按摩肚腹，可以帮助消化胃中积食，排出胀气。

佛手柑食用注意事项

不论是新鲜的佛手柑，还是佛手柑中药材或精油，都不宜直接泡澡使用，否则容易引起皮肤过敏。

佛手柑开胃鸡汤

和中理气＋促进胃酸分泌

材料：
佛手柑10克，枸杞子30克，鸡肉300克，凉开水1500毫升

调味料：
盐1½小匙，米酒1大匙

做法：

❶ 佛手柑、枸杞子洗净；鸡肉洗净，剁成小块，放入沸水中汆烫取出备用。

❷ 取锅加凉开水煮沸，放入佛手柑、枸杞子，以小火炖煮30分钟。

❸ 将鸡肉块、米酒放入锅中煮沸，转小火继续炖煮1小时，熄火前加盐调味即可。

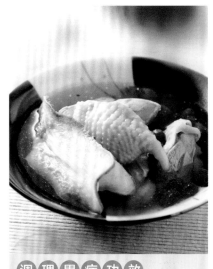

调理胃病功效

佛手柑能和中理气、开胃，还可促进胃酸分泌；鸡汤也会刺激胃酸分泌，故此汤品适合胃酸过少的萎缩性胃炎患者食用。

黄连佛手茶

开胃消胀＋缓解胃灼热

材料：
黄连3克，佛手柑片10克，沸水500毫升

做法：

将黄连、佛手柑片放入沸水中，加盖闷15分钟，滤渣饮用即可。

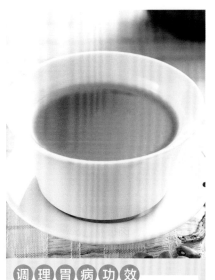

调理胃病功效

黄连能抗炎，佛手柑具有开胃、消胀气、舒缓胃肠不适的功效。此茶饮很适合有胃灼热症状的慢性胃炎患者饮用。

白术

健胃有效成分
维生素A、
苍术酮

食疗功效
健脾祛湿、
促进胃肠蠕动

- **别名：** 土白术、山蓟、山姜、于术、杨桴
- **性味：** 性温,味甘、苦
- **营养成分：**
维生素A、苍术酮、苍术醇、甘露糖、果糖、白术内酯、铜、锌、锰

○ **适用者：** 一般人，慢性胃炎、肝炎患者　✗ **不适用者：** 痔疮便血、小便赤黄、阴虚内热者

白术为什么能改善胃病？

1 白术含维生素A和酮类成分，有调节胃酸分泌的作用，对因压力引起的胃溃疡、胃酸过多等症状有疗效，并有保护胃肠黏膜的功效。

2 白术为健脾、调胃的药材，其根部能促进消化、除脾胃热邪；茎梗能治胸腹胀满、祛脾湿水肿，对上腹胀满、腹痛和脾湿腹泻、肠道蠕动虚弱无力的人有调理作用。

白术主要营养成分

白术含有维生素 A、苍术酮、苍术醇、甘露糖、果糖及锌、铜、锰等矿物质，有促进消化、利尿消肿的作用。

白术食疗效果

1 白术根茎含有具挥发性的苍术酮，有保护肝脏、调节胆汁分泌、促进胃肠消化功能正常运行的作用，也有杀菌、利尿的功能。

2 白术含有锌、铜、锰等矿物质，有助于体内铁的吸收，可维持神经系统正常运作。

3 白术能延长凝血时间、增强白细胞的功能，有助于维持体内免疫系统正常运作，以达到抗癌的效果。

4 白术依炮制方法的不同，分为能够健脾利水的生白术、可以燥湿的炒白术，以及具有和胃安胎作用的土炒白术。

白术食用方法

1 白术和党参、甘草同煮，能帮助消化，消除积食胀气；加陈皮、红枣、茯苓，和排骨或鸡肉炖汤，可以缓解疲劳、健脾祛湿。

2 白术和人参、茯苓、甘草同煮，即为四君子汤，主治脾胃气虚，常用于治疗慢性胃炎、胃和十二指肠溃疡等不适症状。

白术食用注意事项

1 白术不宜和大蒜、桃李同服。

2 痔疮便血、小便赤黄、阴虚内热的人不宜服用白术。

白术陈皮饮

增进食欲＋恢复体力

材料：
白术15克，陈皮5克，凉开水500毫升

做法：
❶ 将所有药材洗净沥干，放入汤锅。
❷ 汤锅加凉开水，煮沸10分钟。
❸ 稍微放凉即可饮用。

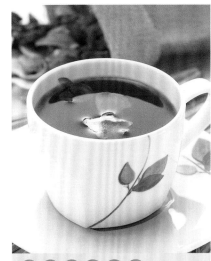

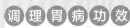

调理胃病功效

　　白术可健胃整肠、消食、补脾、利尿，陈皮具有理气健脾的功效。此饮品能健脾开胃、增进食欲、恢复体力。

枳术养生茶

改善胃下垂＋促进消化

材料：
枳实5克，白术10克，沸水500毫升

做法：
　　将枳实、白术洗净沥干，放入沸水中加盖闷3分钟即可。

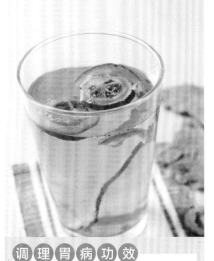

调理胃病功效

　　枳实能改善由各种原因引起的消化不良，并能促进胃肠蠕动；白术能健脾益气。此茶饮适合慢性胃炎、胃下垂患者饮用。

225

陈皮

健胃有效成分
橙皮苷、
维生素B1

食疗功效
预防动脉硬化、
缓解神经紧张

- **别名：**橘皮、贵老、红皮、柑皮、广陈皮

- **性味：**性温，味苦、辛

- **营养成分：**
维生素B1、维生素C、橙皮苷、川皮酮、肌醇、柠檬烯、α-蒎烯、β-水芹烯

○ 适用者：一般人、消化不良者 **✗ 不适用者：**无痰干咳、有出血症状者

陈皮为什么能改善胃病？

1 陈皮有促进口腔唾液分泌、帮助消化、调理胃气的作用。

2 陈皮中的橙皮苷会散发如柑橘般的清香味，胃口不好的人吃点陈皮，具有提振食欲的作用。对经常暴饮暴食的人而言，橙皮苷有消积、解腻的功效。

3 当吃下太多油腻食物，或者吃东西太快，吸入太多空气，造成胃胀、消化不良时，含点陈皮或喝杯陈皮热茶，有去油解腻、加速消化和预防胃下垂的功效。

陈皮主要营养成分

1 陈皮的主要营养成分中，以含有能提振食欲作用的橙皮苷和能疏肝理气的川皮酮居多。

2 陈皮有微量维生素B1、肌醇、β-水芹烯、柠檬烯、α-蒎烯等，具有缓解神经紧张的作用。

3 陈皮含黄酮类物质，可降低血糖、血脂，扩张心血管和冠状动脉。

陈皮食疗效果

1 现代药理研究发现，陈皮具有调节胃肠和胆囊的功效，可抑制胆汁的分泌，还具有抗过敏、消炎、降血脂的作用，可预防动脉粥样硬化。

2 陈皮是成熟橘子的橘皮经过晒干或阴干后焙炙而成的中药材。《本草纲目》中提到，陈皮能解鱼腥之毒，泄苦燥，散温辛，消积化滞。

陈皮挑选、储存和食用方法

1 宜挑选大片、柔软、香气浓并带有透亮油质的陈皮。要在干燥环境中储存，以免发霉。

2 烹调肉类等菜肴时，可将陈皮切丝，在起锅前加入略煮，有提味、去腥、解油腻的作用。

陈皮食用注意事项

1 无痰干咳或有出血症状的人，不宜食用陈皮。

2 陈皮有破气、发散的特性，不适合天天冲茶饮用，以免伤元气。

陈皮炖鸡

预防胃溃疡＋开胃整肠

材料：

鸡1/3只，陈皮20克，葱2根，姜4片，凉开水1000毫升

调味料：

橄榄油、米酒各1大匙，冰糖1小匙，酱油、盐各1/2小匙

做法：

① 鸡洗净，切块；葱洗净，切段。

② 橄榄油入锅烧热，爆香姜片，加入葱段、陈皮和鸡块，翻炒2分钟。

③ 加入盐、冰糖、米酒、酱油和凉开水煮沸，转小火后盖上锅盖续煮20分钟即可。

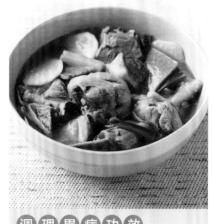

调理胃病功效

陈皮具有调节胃肠的功效，可预防胃溃疡；鸡肉有开胃、提振食欲的功效。此菜肴适合胃溃疡和十二指肠溃疡患者食用。

陈皮红枣茶

提振食欲＋益胃健脾

材料：

陈皮5克，红枣2颗，沸水500毫升

做法：

将陈皮、红枣洗净，放入沸水中加盖闷15分钟即可。

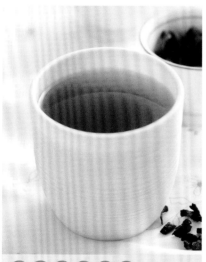

调理胃病功效

陈皮能改善因胃炎、胃下垂引起的消化不良、胀气、食欲不振等症状，红枣有益脾健胃的功效。两者合用可促进消化、提振食欲。

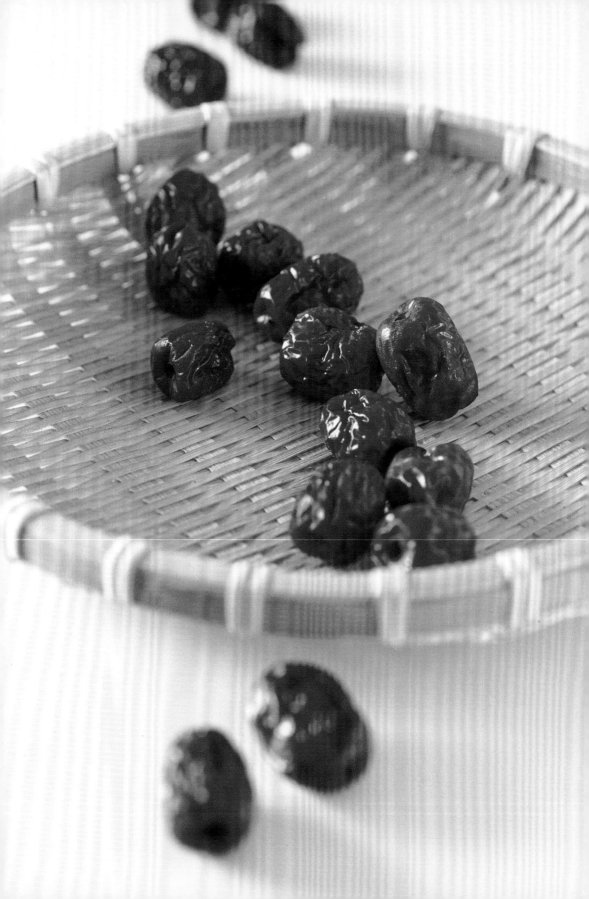

第三章

中医调理，根治胃病

中医认为，脾胃是五脏的枢纽，

唯有脾胃健康，人体才能获得足够的能量。

治疗胃病，是一场艰辛的长期"抗战"，

药物、饮食、起居、情绪、运动等方面，

都要时时刻刻留心，

只有进行全方位的细心调养，才能根治胃病！

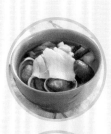
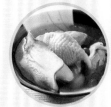
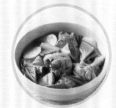
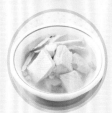
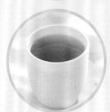

胃病患者的春季养生法

中医治疗胃病，除吃药治病外，也很重视保养。以季节来说，每个季节气候不同，宜食食物、生活作息都会不一样。以下概略介绍每个季节的保养方针，先从春季谈起。

以中医观点来看，春季和肝的关系较密切。如果肝气不疏，就会引起胃部相关疾病。中医认为，为适应春季的气候和环境，胃病患者须注意下列事项。

💜 注意保暖

春天早晚气温变化大，人体若不小心受寒，容易发生胃肠疾病。对慢性胃炎、胃溃疡患者来说，腹部着凉也会让原本的病情加重，甚至出现胃穿孔、胃出血等急性症状。

💜 食用性温、味甘的食物

春天天气转暖，皮肤血液循环变快，大脑和胃肠道的血液供应量相对减少；另外，随着气温升高，人的睡眠时间缩短，活动量增多，容易有疲倦和食欲不振的情况发生。

春天宜多吃性温、味甘的食物，烹调时可适量添加香辛蔬菜，以提振食欲。

💜 保持规律的生活习惯

春季气候温暖，一般人常在此时节出游，出游时务必注意以下事项。

❶ 保持定时定量的用餐习惯。

❷ 准备穿脱方便的御寒衣物，以免腹部受凉。

❸ 宜做适量运动，运动后要适时休息。

胃病患者春季宜食食物

食物类别	代表食物
全谷、坚果类	紫米、高粱、燕麦、核桃、栗子、葵花子
蔬菜类、水果类	南瓜、刀豆、扁豆、樱桃
肉类、鱼类	牛肉、猪肚、鲫鱼、鲤鱼、鲈鱼、草鱼、鳝鱼
药材类	冬虫夏草、红曲、党参、黄芪

胃病患者的夏季养生法

适度使用空调、及时补充水分是重要原则

为适应夏季的气候和环境，胃病患者应把握以下原则。

使用空调宜适度

很多人一到夏天，就习惯整天待在空调房，其实适度流汗也能为身体增加代谢，切勿因为贪图一时凉爽，而忽略身体的需求。

享受空调时的注意事项

❶ 室温宜控制在26℃左右，睡觉时，记得在腹部盖上一条薄被，以免腹部着凉。

❷ 无论使用电风扇还是空调，都不要让风直接对着身体吹。

❸ 对胃病患者来说，室内和室外温度相差过多，冷热交替的强烈刺激会使胃酸大量分泌，引起胃痉挛、胃痛、腹胀等疾病，故空调设定的温度不宜和室外温度相差太多。

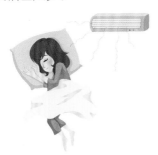

调整心情，适度休息和运动

由于夏天气温高，身体为了散热，皮肤和血管都处于紧绷的状态，血液流量较高，胃肠道的血液循环就会比较慢，血流量比较少，抵抗力也较弱。

天气炎热加上身体变差，人容易处于焦虑状态，慢性胃病患者要特别小心急性胃溃疡和胃炎的复发。

夏季要特别注意心情的起伏变化，可在清晨或傍晚等较凉爽的时段，做一些简单的运动。工作之余，要适度休息，以免胃部的血流量越来越少，进而引发溃疡等疾病。

适度食用凉性食物

夏天时，胃病患者可适度食用绿豆汤等凉性食物，但如果有不适症状，应立即停止食用。

冰品和冷饮会刺激胃黏膜，影响胃酸分泌，慢性胃病患者吃冰品，会因低温刺激，引起胃痛或使胃病恶化。

此外由于夏天气温高，易滋生细菌，要特别注意食物的保鲜，以免引起急性胃炎或感染幽门螺杆菌。

231

胃病患者的秋季养生法

注意保暖、作息规律、不宜大肆进补是重要原则

秋季气候转为干冷，为适应秋季气候和环境，胃病患者应该特别注意下列事项。

💜 注意腹部保暖

秋天早晚气温变化大，身体如果受到冷空气的刺激，使胃肠受寒，容易造成胃肠收缩、痉挛，引起胃痉挛、胃痛、腹胀、消化不良等疾病。

对慢性胃炎、胃溃疡患者来说，腹部着凉也会让原有的病情加重，甚至引发胃穿孔、胃出血等急性症状，所以在外出时，要特别注意保暖；为避免在夜间气温下降时着凉，睡觉时至少要在腹部盖一条薄被。

💜 保持规律的生活方式

在干燥的秋天，身体的水分特别容易散失，在缺乏水分的情况下，血管比较脆弱。

对胃溃疡患者来说，要特别注意饮食、作息的规律性，以免加重胃部负担，导致病情恶化。

💜 勿过度进补

饮食方面，消化性溃疡患者要特别注意。秋天是食欲较佳的季节，此时仍应严格注意食量的控制，遵循八分饱的进食原则，不要因为贪吃而使健康受到影响。

秋季不同人群食疗秘诀

人群	身体症状	食疗秘诀
脾虚者	易腹胀、常感倦怠无力、脸色蜡黄	宜多吃健脾养胃的食物，如山药、小米、茯苓、菜豆等，煮成粥品食用效果较佳
胃火旺盛者	嗜食辛辣、油腻，喜欢喝冷饮，易出现便秘、口臭的问题	❶ 建议先消除胃中之火再进补 ❷ 可多吃苦瓜、黄瓜、冬瓜以消胃火
老人和儿童（消化功能较弱者）	因消化不良，经常感到腹胀	❶ 饮食宜八分饱，定时定量 ❷ 节制食用零食、饼干、糖果 ❸ 多吃绿色蔬菜，适量食用新鲜水果

胃病患者的冬季养生法

适量进补、及时补充水分、每餐八分饱是主要原则

冬天是适宜进补的季节，胃病患者可依据各自的病情，适量进食补品。在进补时，应特别注意下列事项。

💜 冬季进补的禁忌

❶ **勿吃过多肉类**：胃病患者在冬季进补时，可适量食用肉类，但仍应以容易消化、柔软部位的瘦肉为主，肥肉及热量过高、筋肉粗硬部位的肉类均不宜食用。

❷ **勿忘进食蔬菜**：大部分蔬菜均含丰富的维生素、矿物质、膳食纤维，对胃病患者来说，是非常重要的营养来源。

❸ **勿吃过饱**：以吃八分饱为原则，不分季节、病情，皆应遵守。

❹ **勿胡乱进补**：进补前，宜先确认自己的体质，吃适合自己的食物，才能有益健康。

💜 冬季进补的原则

❶ **吃温热食物**：温热食物可使肺气直达，固实肾气，但要注意不宜多吃燥热食物（如烧烤、油炸或辛辣食物），否则会过度刺激胃黏膜。

❷ **补充水分，保持血管弹性**：身体一旦缺乏水分，血管就容易变脆，缺乏弹性；如果再加上工作忙碌、情绪紧张，很容易促使胃液大量分泌，造成胃病复发、恶化。

适度补充水分，保持血管弹性，也是胃病患者冬季保养的不二法门。

胃病患者冬季宜食食物

食物类别	代表食物
全谷、坚果类	紫米、黑荞麦、黑芝麻、核桃、栗子、腰果、杏仁
蔬菜类、水果类	豆类、卷心菜、菠菜、萝卜、山药、姜、葱、甘蔗
菇蕈类	香菇、黑木耳
肉类、鱼类	牛肉、羊肉、猪血、猪肚、动物肝脏、鲢鱼、带鱼
药材类	红枣、黑枣、桂圆、佛手柑

有效健胃的穴位按摩法

按压中脘穴、梁丘穴、足三里穴，养胃好简单

除日常生活起居调养外，中医还以药物、针灸、薰脐等疗法治疗胃病。

只要找到正确穴位，我们也可以对自己进行一些简单的按摩，以调理胃病。以下介绍三个自己在家就可以按摩的穴位和相关的按摩方式。

💙 中脘穴

❶ **穴位位置：** 从胸骨正下方，到肚脐之间的正中央，也就是腹部的正中央。

❷ **按摩方式：** 平日以中指按压，按压约3秒，休息2秒，重复10次即可。胃痛时，每次用力按压6秒，重复按压10次，即可产生明显的效果。

❸ **功效：** 改善胃痛、呕吐、食欲不振、胃酸反流等症状。

🖤 梁丘穴

❶ **穴位位置：** 两腿站直，从膝盖外侧上方，找到肌肉的凹陷处即梁丘穴。

❷ **按摩方式：** 以手指按或用较尖细的物品，如筷子或圆珠笔，同时按压两腿的梁丘穴，每次按压3~5秒，重复5~10次。

❸ **功效：** 可改善胃下垂、慢性胃炎等疾病。胃痛突然发作时，按压此穴位也可以缓解胃痛。

💙 足三里穴

❶ **穴位位置：** 采用坐姿，屈膝可看到膝关节内外两侧各有一个凹陷，按压触感柔软，如同一双眼睛一般，这就是内外膝眼穴，位于身体外侧的就称为外膝眼。足三里穴就在外膝眼正下方4横指处。

❷ **按摩方式：** 以拇指或食指垂直按压，每天按压5~10分钟。

❸ **功效：** 当胃部和腹部不适时，按压足三里穴，可以很好地缓解症状。日常按压此穴，对消化不良、腹痛、腹胀、呕吐、消化性溃疡患者来说，效果不错，是胃病患者改善症状很重要的一个穴位。无胃病问题的人，平日按压足三里穴，也可以抗衰防老。

💙 确实找到穴位才能按压

自行按压穴位前，必须确认自己的症状和穴位的位置，如果对自己的身体状况不够了解，切勿胡乱按压，否则有可能导致症状加剧，造成相反效果。

对症自疗胃病特效穴位

中脘穴

按摩方式

1 平日以中指按压，按压约3秒，休息2秒，重复10次即可。

2 胃痛时，每次用力按压6秒，重复按压10次，即可产生明显的效果。

功效

改善胃痛、呕吐、食欲不振、胃酸反流等症状。

梁丘穴

按摩方式

以手指或较尖细的物品，如筷子或圆珠笔，同时按压两腿的梁丘穴，每次按压 3 ~ 5秒，重复 5 ~ 10 次。

功效

1 改善胃下垂、慢性胃炎等症状。

2 缓解突发的胃痛。

足三里穴

按摩方式

利用拇指或食指垂直按压，每天按压 5 ~ 10 分钟。

功效

1 缓解消化不良、腹痛、腹胀、呕吐等症状。

2 改善消化性溃疡的症状。

3 缓解胃部和腹部不适。

胃溃疡、慢性胃炎患者保健法

可选择散步、打太极拳、慢跑等温和的运动

胃病患者适度运动，既能促进血液循环、强健肌肉，还能辅助治疗胃病。

♥ 适合的运动项目

❶ 散步

散步时，因内脏处于轻微颤动的状态，如果搭配有节奏的呼吸，具有按摩、促进胃肠蠕动、促进消化的功效。

❷ 打太极拳

功效： 打太极拳能促进胃肠蠕动。如果能持之以恒，一直保持打太极拳的习惯，有助于慢性胃炎的康复。

注意事项： 胃溃疡患者应等到无出血症状时，再开始逐步练习打太极拳。练习时应根据病情调整进度，只要练到全身发热、微微出汗的程度即可，不可勉强。

❸ 慢跑

胃溃疡患者在调养期间，可以进行适度的慢跑。以一天跑2~3千米为宜，一开始不必强求自己一定要达到此目标，应逐步练习至适应后，再开始以此标准进行锻炼。

适合胃病患者的体操

- **腹式呼吸：** 每天做10次，慢性胃炎、胃溃疡患者适用（请见下图）。

  步骤❶ 仰卧，膝盖微屈，双手放在肚脐上。

  步骤❷ 吸气抬臀，用脚尖撑起身体。

  步骤❸ 呼气，放下臀部。

- **促进胃肠蠕动的体操：** 每天清晨起床前做10次，慢性胃炎患者适用。

  步骤❶ 仰卧，双手枕于头后，屈膝。

  步骤❷ 左膝向左侧地面弯，左大腿贴紧地面。

  步骤❸ 左腿复位。

  步骤❹ 右膝向右侧地面弯，右大腿贴紧地面。

- **全身运动：** 可配合腹式呼吸运动，四肢和躯干轻松地运动，胃溃疡患者要避免做用到腹肌的运动。

胃下垂患者的运动保健法

宜做加强肌肉收缩能力的运动

胃下垂患者不宜做剧烈、爆发力强的运动。运动的目标是加强肌肉的收缩能力、促进血液循环，借此增强腹部韧带的弹性和肌力，进而促进胃肠的蠕动。

适合的运动项目

❶ 仰卧起坐

仰卧起坐能增强腹肌和腰部肌肉的收缩能力，可以促进胃肠蠕动、促进消化。

❷ 锻炼腹肌的运动

腹式呼吸：双手放在腹部，采用腹式呼吸，感受腹部的上下起伏，每天做2~3分钟，借此锻炼腹部肌肉。

抬腿运动：平躺，双腿伸直，向空中抬举到45°~90°。这个动作可以锻炼髂腰肌和腹肌。

空中自行车运动：平躺，双腿抬高，做腾空骑自行车的动作。

❤ 胃下垂患者的运动方式

只要可以锻炼身体，不给承托内脏的肌肉造成负担的运动，就是胃下垂患者可以尝试的运动，如散步、打太极拳、锻炼腰腹肌的体操皆可。游泳也是很适合胃下垂患者的运动。

胃病患者运动注意事项

❶ 饭后不宜立即运动。因为用餐后血液集中在胃部，进行密集消化工作，这时如果运动，将会影响消化过程，造成消化不良、腹痛。

❷ 即使是温和的散步，也会造成消化道缺血，影响消化功能，建议将运动时间安排于饭后2小时。

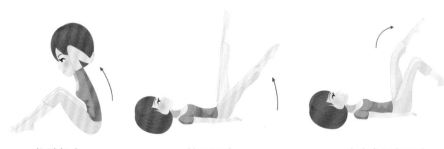

仰卧起坐　　　　抬腿运动　　　　空中自行车运动

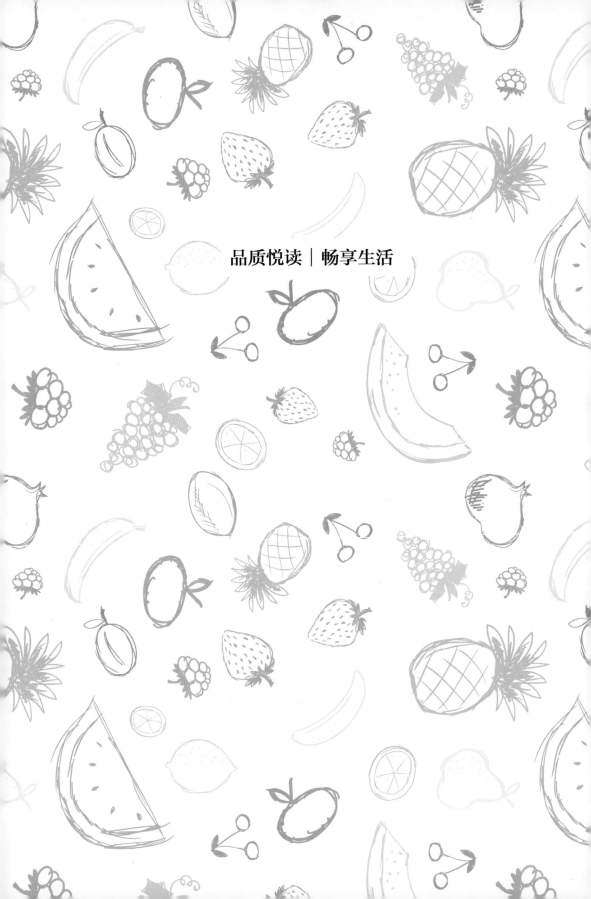

品质悦读│畅享生活